家庭艾灸现学现用

巧艾堂 主编

中国纺织出版社有限公司

内 容 提 要

本书由老中医宋天彬教授等专家精心编写，系统而全面地介绍了人体常见病症的艾灸疗法，图文并茂，内容翔实，简单易学，是一本专门介绍居家艾灸疗法的实用图书，对人们日常的养生保健、疾病预防有较大的帮助。

图书在版编目（CIP）数据

家庭艾灸现学现用 / 巧艾堂主编 . -- 北京：中国纺织出版社有限公司，2020.9

ISBN 978-7-5180-7532-4

Ⅰ.①家… Ⅱ.①巧… Ⅲ.①艾灸 - 基本知识 Ⅳ.① R245.81

中国版本图书馆 CIP 数据核字（2020）第 107944 号

责任编辑：闫婷　　特约编辑：刘美君　　责任校对：王蕙莹
责任设计：大道正泽　　责任印制：王艳丽

中国纺织出版社有限公司出版发行
地址：北京市朝阳区百子湾东里 A407 号楼　　邮政编码：100124
销售电话：010-87155894　　传真：010-87155801
http://www.c-textilep.com
中国纺织出版社天猫旗舰店
官方微博 http://weibo.com/2119887771
天津千鹤文化传播有限公司印刷　　各地新华书店经销
2020 年 9 月第 1 版第 1 次印刷
开本：710×1000　1/16　印张：15.5
字数：158 千字　定价：49.80 元

前 言

艾灸在都市家庭悄然流行，街边的艾灸馆也越来越多。更值得欣喜的是，不少年轻人也开始爱上艾灸。

实践是检验真理的唯一标准。艾灸除了经过几千年的历史检验，还影响到了日韩以及欧美等国家。现在的日本街头，艾灸馆林立。因为日本艾灸以直接灸为主，因此在澡堂里能看到很多人身上有艾灸留下的疤痕。在韩国，艾灸保健养生被大多数韩国家庭所接受，多数洗浴和养生场所都提供艾灸服务。

巧艾堂专家团队通过近十万个患者的艾灸案例，总结出艾灸的四个关键：

一是艾绒要好。好的艾绒，首先要求是野生的艾叶制成，其次最好选择储存三年的野生端午艾叶，保证药力十足。端午是一年中阳气最盛的一天，也是艾草药力最强的时候。存放三年的陈艾，灸火热力温和持久，穿透力强。

二是添加中药的功效更显著。艾条分两种，一种是没有添加中药的普通艾条，一种是添加了中药的药艾。药艾起源于雷火神针，雷火神针首见于明代的《本草纲目》，有其严格配方。后世医家在雷火神针的基础上，研制出更多、更有针对性的药艾。药物与艾火双管齐下，互相配合、相互呼应，效果更佳。这一点在巧艾堂的大量实践中也得到了验证。

三是治疗方法要正确。例如穴位怎么选取？艾灸时选错了穴位，跟医生开错了方子一样，轻则无益于治病，重则伤害健康。此外，还有灸具的选择，艾灸的顺序，艾灸的时长，艾灸过程中出现排病反应怎么调整与应对……

四是配合泡脚与养生茶，效果更显著。泡脚能舒筋活络，养生茶调理人体机能，可谓内外兼顾，因此效果倍增。

基于以上认识，巧艾堂专家团队编写了本书。无论读者在阅读本书还是在艾灸时，遇到任何问题，都可以扫描下面的二维码，我们有专家给你提供在线答疑与指导。

巧艾堂编委会

巧艾堂

巧艾堂编委会

| 主　编：宋天彬 | 主任医师，1937 年 10 月出生于辽宁。1957 年考入北京中医学院中医系，1963 年毕业留校任教。曾任北京中医药大学教授，国际养生联合会副会长。出版《中国康复医学》《实用针灸词典》《道教与中医》《中医诊断学》等医学专著 20 余部。2009 年荣获全国中医养生交流大会"中医养生杰出成就"荣誉奖；入选《中国当代中医名人志》《当代自然科学人物传略》《世界优秀医学专家人才名典》《世界名人录》。现为巧艾堂医学技术顾问，产品配方研发者。 |

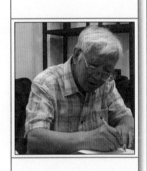

| 副主编：冯永康 | 国家执业中医师、民间偏方非物质文化遗产传承人。出生于湘中中医世家，自 1958 年开始从事民间医务工作，积累了大量民间验方和家传秘方。现为巧艾堂医学技术顾问，产品配方研发者。 |

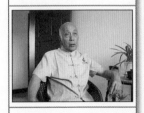

编　委：王苏阳

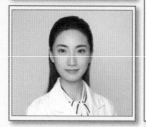

出生于中医世家，家族五代行医。毕业于贵阳中医学院，中西医结合主治医师，高级按摩师，贵州苗医协会会员，上海市中医协会会员，上海市营养学会会员。
现为巧艾堂售后指导老师、培训师。

编　委：高娟

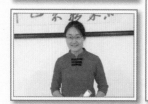

博士在读，主治医师。国家中医药管理局龙砂流派继承人，主要研究方向为中医儿科，擅长妇科月经不调、更年期综合征、产后病及儿科咳嗽、发烧、消化不良等疾病的治疗。
现为巧艾堂售后指导老师、培训师。

编　委：申浩荃

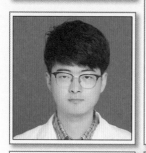

医学学士，中医执业医师，北京伟达中医医院儿科负责人，北京开善堂中医诊所负责人，中华中医药学会儿科分会委员。毕业于北京中医药大学针灸推拿学院，师从北京东直门医院儿科主任余惠平教授，长期从事中医基础、小儿推拿、针灸等方面的教学和培训工作，擅长综合运用针灸、小儿推拿、方药等多种方法治疗儿科呼吸系统及脾胃系统疾病。
现为巧艾堂售后指导老师、培训师。

编　委：冯更生

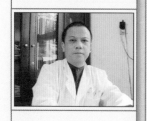

出身中医世家，具有深厚的祖传功底和系统的中医专业知识。从事临床工作31年，注重辨证论治，本着治病求本的原则，对艾灸及针灸推拿治疗拥有很强的技术能力，以口服中药结合艾灸、针灸推拿对各种颈肩腰腿痛具有独特的疗效。
现为巧艾堂售后指导老师、培训师。

目　录

第四章 循环系统常见病的艾灸治疗

第五章 运动系统常见病的艾灸治疗

第六章 神经系统常见病的艾灸治疗

第七章 呼吸系统常见病的艾灸治疗

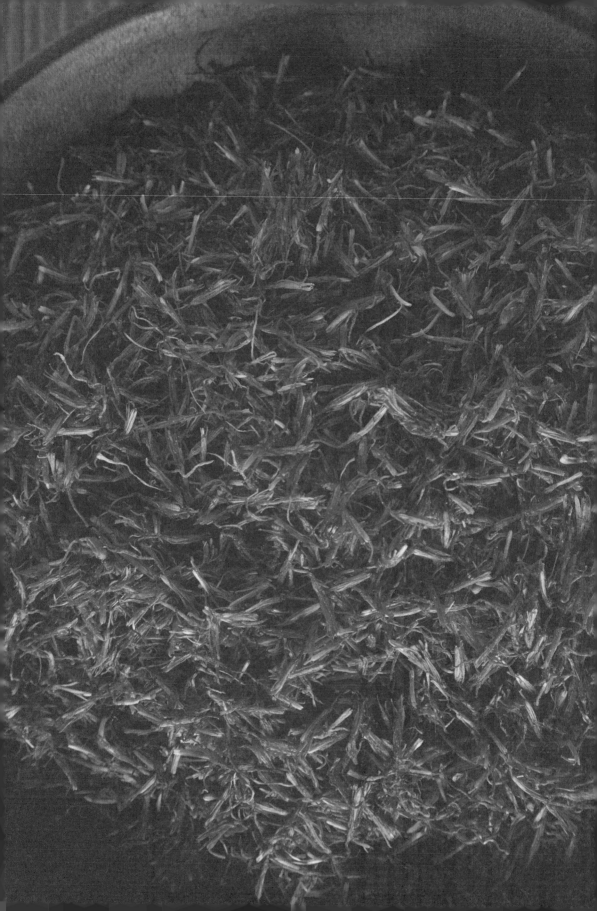

第一章
可靠的家庭保健医生

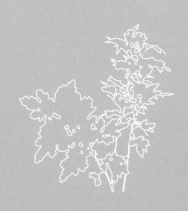

艾灸的起源

艾灸，中医四大疗法之一，是一种借助点燃艾叶释放的热量，熏烤人体的穴位以疏通经络、驱病保健的自然疗法。灸法的运用起源于人类掌握用火之后，文字发明之前，是古老的中医疗法之一。孟子说："七年之病，求三年之艾。"意思是说七年之病很顽固，但三年以上的陈艾能治愈它。民间曾流传"家有三年艾，郎中不用来"的谚语。

《黄帝内经》中指出："针所不为，灸之所宜，""阴阳皆虚，火自当之"。说明灸法的适应证很广，而且治疗效果也是非常显著的，针刺疗法不行，可以用灸来实现。

《左传》中记载："疾不可为也，在肓之上，在膏之下，攻之不可，达之不及，药不治焉，不可为也。"这是鲁成公十年（公元前581年）晋景公患病，秦国太医令医缓为其诊治时所说的话。医缓所讲的"攻"指的是艾灸，"达"指的是针刺。由此可见，艾灸疗法在春秋时期就已经成为医学上一种常用的治疗方法，并且当时已经发展得相当全面了。

《扁鹊心书》记载："医之治病用灸，如煮菜需薪，今人不能治大病，良由不知灸艾故也。世有百余种大病，不用灸艾，如何救得性命，劫得病回？"

《伤寒论》中曾有记载："少阴病，下利，脉微涩，呕而汗出，必数更衣，反少者，当温其上，灸之。""伤寒脉促，手足厥逆，可灸之。"

艾灸疗法不仅在国内广泛运用，在日韩也广受民众喜爱。根据日本古籍《去锦随笔》记载：日本德川幕府时代江户有一老寿星万兵虚度174岁，其妻173岁。万兵曾经说起自家的祖传长寿秘方，就是每个月初的八天里，连续艾灸足三里，坚持不懈。

现代艾灸热的兴起

近年来，国内外出现了"中医热""艾灸热"，"艾"的发展在城市人群生活中得到了更普遍的应用，艾叶的应用领域也十分广泛。

湖南省疾控中心的权威检验证明：艾叶在 20 立方米空间内的灭菌率达99.49%，在 60 立方米室内对空气中自然菌的杀灭率为 88.86%，能有效抑制流感病毒、禽流感病毒和呼吸道细菌在空气中的传播。使用它既可以满足人们一定的民俗需要，又可以预防流感，防治非典和禽流感。此外，它还具有清除室内异味、驱灭蚊虫的功效，所以它特别适合家庭、学校、幼儿园、医院、办公室、卫生间、宾馆、酒店、娱乐包房、集体宿舍、新装修的房屋等需要洁净空气环境的居住、工作或娱乐场所。

艾灸则更趋于个人的保健治疗。相对于传统艾灸，现代艾灸更趋于家庭化、便捷化。传统艾灸需要专业人士用复杂手法进行艾灸灸疗，现代艾灸改进了灸法，不直接接触皮肤，采用艾条、艾灸仪器进行治疗，避免灼烧皮肤产生瘢痕，更易个人操作。灸疗已成为重要的保健方法之一，随着人们对艾灸的认识，艾灸正在被更多的人所接受，造福人类。

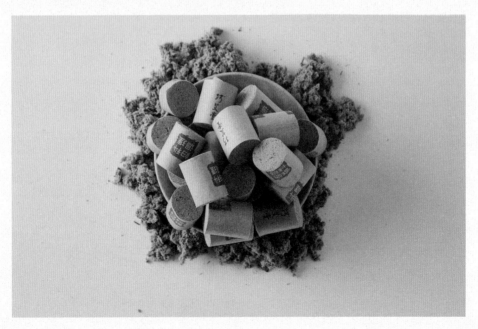

艾灸器具选择

通常的艾灸工具有以下几种：

1. 艾条灸

艾条灸呈圆柱状，点燃后产生持久的、具有刺激性的气味的艾烟，不易熄灭。艾条灸对穴位直接施灸，火力猛，见效快，适合有一定艾灸经验的人来操作。

2. 艾灸盒

艾灸盒又叫温灸盒，是艾灸的常见器具。艾灸盒的携带与操作都比较方便。

3. 电子艾灸器

电子艾灸器是一款结合了现代科技的艾灸器具，可对一片区域进行灸疗，无须对穴位做精准要求，热力感可随时调节，并且没有烟尘产生。

4. 艾炷灸

艾炷灸需要选准穴位，能够给病症相对应的穴位以强烈刺激，作用比一般的灸法要强。艾炷灸分为瘢痕灸和无瘢痕灸。瘢痕灸是指化脓灸，施灸部位化脓形成灸疮，5～6周灸疮自行痊愈，结痂脱落后而留下瘢痕。无瘢痕灸是等灸炷燃剩 2/5 或 1/4 而患者感到微有灼痛时，即易炷再灸。以施灸部位的皮肤红晕而不起泡为度，故灸后不化脓，不留瘢痕。

太乙神针与雷火神针

市面上的艾条、艾饼、艾炷，根据其成分可以分为两种：一是纯艾绒，二是在艾绒里添加了中药的药艾。

根据所添加中药成分的不同，药艾有不同的叫法。例如古代的雷火神针、太乙神针等。雷火神针首见于《本草纲目》："雷火神针法：用熟蕲艾末一两，乳香、没药、穿山甲、硫黄、雄黄草乌头、川乌头、桃树皮末各一钱，麝香五分为末，拌艾。以厚纸裁成条，铺药艾于内，紧卷如指大，长三四寸，收贮瓶内，埋地中七七日，取出。用时于灯上点着，吹灭，隔纸十层，乘热针于患处，热气直入病处。"

添加诸多的中药材的雷火神针，以艾绒为载体，将药力引入人体的穴位。古代之所以称它为"针"，是因为操作时，实按于穴位之上，类似针法之故。

太乙神针在明代杨继洲的《针灸大成》中就有记载。目前多采取清·韩贻丰《太乙神针心法》制法：取艾绒100克、硫黄6克、麝香、乳香、没药、松香、桂枝、杜仲、枳壳、皂角、细辛、川芎、独活、穿山甲、雄黄、白芷、全蝎各3克，将以上诸药研成细末和匀。取桑皮纸1张，宽约40厘米见方，摊平。然后先取艾绒25克，均匀铺在纸上；再取药末6克，掺在艾绒里，卷紧。外用鸡蛋清涂抹，再糊上桑皮纸一层，两头留空纸1寸许，捻紧即成。

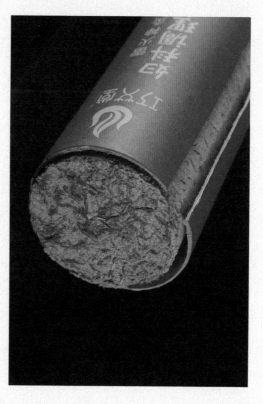

药艾发展至今，有了更多的分类。例如有祛湿除寒、扶阳固肾、脾胃调理、妇科调理等专门炮制的药艾。分得更细，相对来说也更对症了。

艾灸施灸时应注意的事项

细节决定成败，在施灸过程中，只有每一个细节都做到位才能达到最佳效果。具体来说，艾灸有以下六个细节尤其需要注意：

1. 顺序

身体里的阴阳之气运行自有其规律，一般是从阳气较足的部位流向阳气较弱的部位。孙思邈在其著作《千金要方》说："凡灸当先阳后阴，言从头向左而渐下，次后从头向右而渐下"。意思是说艾灸时我们一定要遵从先阳后阴、先上后下、先左后右、先背面后腹面的规律。

中医将背部、上身归之于阳，腹部、下身归之于阴。在阴阳学说中，头为阳、足为阴；左为阳、右为阴。

2. 体位

人在非常放松、舒适的时候，能达到最好的艾灸治疗效果。因此，艾灸时适宜选平正舒适的体位，这有利于准确选穴与顺利施灸。正如《备急千金要方·针灸上》说："凡点灸法，皆须平直，四肢勿使倾侧，灸时孔穴不正，无益于事，徒破好肉耳，若坐点则坐灸之，卧点则卧灸之，立点则立灸之，反此亦不得其穴矣。"

3. 专心

施灸者要专心，心神合一，效果更好，而且讲究循序渐进。有的人气血已经是非常亏虚了，如果一开始就灸时间长或壮数太多，会出现虚不受补，甚至晕灸。体虚的人刚开始，可以先灸少量的穴位，灸量不要太大。

4. 时间

施灸不要选择在太晚或者太饱的时候，否则会打破生活规律，影响消化，至少距吃饭或睡觉1个小时再施灸，灸完之后不要立刻去接触凉水。

5. 要灸通灸透

艾灸之所以流传千年而不被埋没，就是因为它特殊的灸感，这个必须是被施灸者才能有的感觉，灸感与艾灸治疗的效果好坏有着密切的关系。

灸感的强弱代表了经络阻塞的程度。没有灸感说明阻塞严重，需要长时间的治疗来疏通经络，消除阻滞，一般这样的人灸疗见效很慢。灸感强烈说明经络通畅，一般这样的人治疗效果很好。所以要根据被施灸者的灸感，来判断和确定是否灸通，灸透。

6. 注意防火

灸完之后，灭火很重要。最好用带盖子的金属盒，把点完的艾条放进去，通过隔绝氧气让艾绒熄灭。

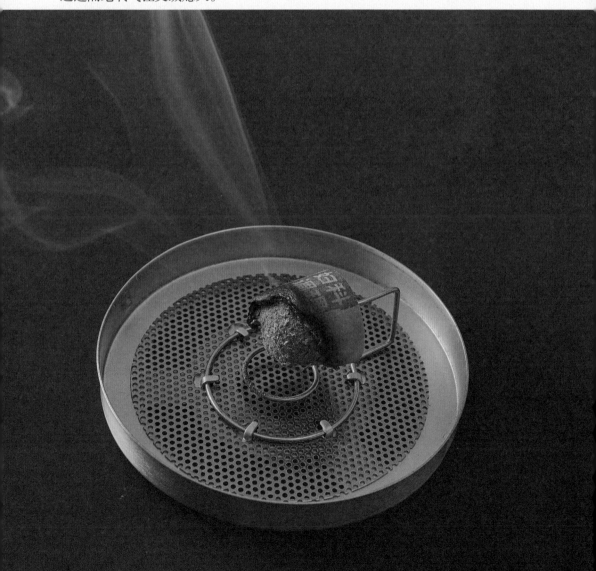

泡脚加艾灸，效果更明显

如果施灸后效果不够显著，可能有两种原因，一种是本身体虚，病程长，需要长时间灸，这种情况下要坚持艾灸，并且延长艾灸的时间。

第二种情况是在艾灸之前没有疏通经络。对这种情况，最好是艾灸前先按摩、拨筋，以疏通经络。此外，泡脚也是一个比较不错的选择，既不需要专业知识，也不需要别人帮忙。

人在泡脚后，身体的整个血液循环加快了，再做艾灸可以增加渗透，能够更好地打通身体内经络瘀阻的地方，排寒湿的效果也会更好。同时，在水中加点艾草或者中药可以改善局部血液循环，驱除寒冷，促进代谢，最终达到养生保健的目的。若是先艾灸后泡脚，则要注意的是艾灸后不能马上泡脚，需要隔1个小时以上。

泡脚之前可以先"蒸脚"。具体方法为：

水1~2升，放入艾叶、中药大火煮沸，小火熬20~30分钟。不兑冷水趁热先用蒸汽熏蒸脚底和小腿。熏蒸时足浴盆底部置架子，脚放架子上，以免烫伤，盆面上可盖毛巾，保证蒸汽不外泄。

待温度合适后取掉架子，开始泡脚。泡脚时根据水位可兑煮沸过的热水2~3升，让水位没过脚内踝尖上3寸（三阴交穴）处就可以了。泡脚10~15分钟，身体微微出汗即可。

针对各种疾病，本书除了提供了艾灸方法之外，还提供了泡脚法。除了泡脚的中药不同，其制作以及使用方法都是一样的。

第二章
消化系统常见病的艾灸治疗

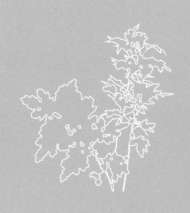

胃 痛

　　胃痛是临床上很常见的一种病，天气转凉或吃生冷食物时就会引起胃痛，胃痛发生的原因可大体上分为两类：一类是由于忧思恼怒、情志不畅、肝气失调、横逆犯胃所致，治法以疏肝、理气为主；另一类是由脾不健运、胃失和降、外感寒邪、饮食所伤、脾胃素虚等病因所致，用温通、补中等法以恢复脾胃功能。胃是主要病变脏腑，常与肝脾等脏有密切关系。

穴 位

主要穴位：中脘、足三里、梁丘。
辅助穴位：灸胃俞、公孙、脾俞、天枢、内关。

中 脘　通胃调气、和胃止痛

定位：位于上腹部，前正中线上，当脐中上4寸处。
艾灸：将艾灸盒放于穴位上灸治10～15分钟，以局部皮肤有温热感至局部皮肤潮红透热为宜。

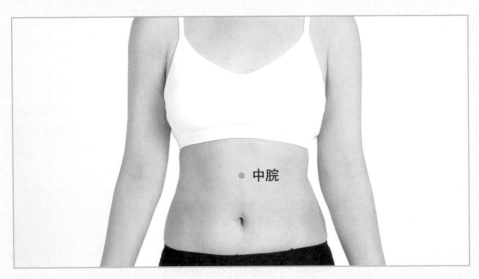
中脘

足三里 健脾理气、和胃止痛

定位： 位于小腿前外侧，当犊鼻下 3 寸，距胫骨前缘一横指（中指中节两端纹头之间的距离）处。

艾灸： 用艾条温和灸法灸 10 ~ 15 分钟，以局部皮肤有温热感为宜，对侧用同样方法灸疗。

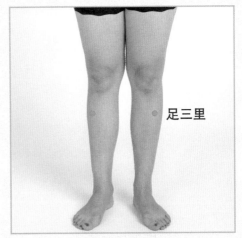
足三里

梁 丘 调胃降逆、理气和胃

定位： 位于大腿前面，当髂前上棘与髌底外侧端的连线上，髌底上 2 寸处。

艾灸： 用艾条温和灸法灸 10 ~ 15 分钟，以局部皮肤有温热感为宜，对侧用同样方法灸疗。

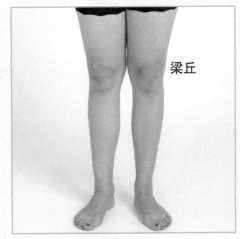
梁丘

辅助治疗

养生茶

用料：大枣、丁香、陈皮、木香。

做法：将大枣晒干，与陈皮、丁香、木香一同研成细粉，用开水冲泡 10 分钟，即可饮用。

泡脚包

用料：艾叶 10 克，延胡索 5 克，生姜 5~6 片。

制作与使用：煮 20~30 分钟，不兑凉水，可先用蒸汽熏蒸脚底和小腿（熏蒸时足浴盆底部置架子，脚放架子上，以免烫伤，盆面上可盖毛巾，保证蒸汽不外泄），待温度合适后取掉架子，泡脚 10~15 分钟，身体微微出汗即可。

胃痉挛

胃痉挛即胃部肌肉抽搐，是胃呈现的一种强烈收缩状态，主要表现为上腹痛、呕吐等。胃痉挛是一种症状而不是疾病，多由神经功能性异常导致。

穴 位

主要穴位：中脘、足三里、胃俞。
辅助穴位：脾俞、内关。

中 脘 通胃调气、和胃止痛

定位：位于上腹部，前正中线上，当脐中上 4 寸处。
艾灸：将艾灸盒放于穴位上灸治 10 ~ 15 分钟，以局部皮肤有温热感至局部皮肤潮红透热为宜。

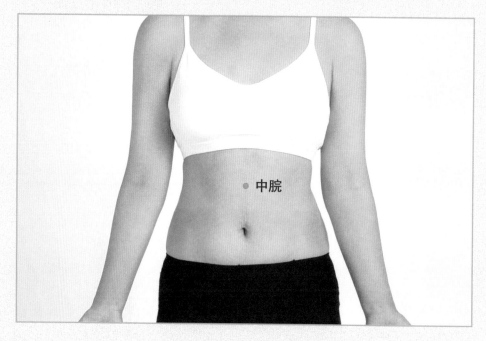

● 中脘

足三里 *健脾理气、和胃止痛*

定位: 位于小腿前外侧,当犊鼻下3寸,距胫骨前缘一横指(中指中节两端纹头之间的距离)处。

艾灸: 用艾条温和灸法灸10～15分钟,以局部皮肤有温热感为宜,对侧用同样方法灸疗。

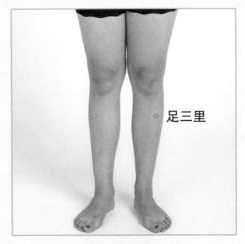

足三里

胃 俞 *温中散寒、健脾和胃*

定位: 位于背部,当第十二胸椎棘突下,旁开1.5寸处。

艾灸: 将艾灸盒放于穴位上灸治,以热力感深入皮肤至穴位皮肤潮红透热。

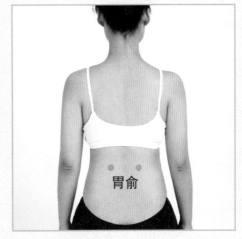

胃俞

辅助治疗

养生茶

　　用料:藿香、生姜、枸杞子、适量蜂蜜。

　　做法:(1)将藿香放入锅中,用水煮沸,去渣取汁;(2)将生姜丝,与枸杞子一同放入藿香汁中,冲泡10分钟后,加入蜂蜜,即可饮用。

泡脚包

　　用料:艾叶10克,木香10克。

　　制作与使用:煮20~30分钟,不兑凉水,可先用蒸汽熏蒸脚底和小腿(熏蒸时足浴盆底部置架子,脚放架子上,以免烫伤,盆面上可盖毛巾,保证蒸汽不外泄),待温度合适后取掉架子,泡脚10~15分钟,身体微微出汗即可。

13

胃下垂

　　从中医角度讲，胃下垂是胃所在位置偏离正常位置。主要导致因素是膈肌悬力不足，支撑内脏器官韧带松弛，或腹内压降低，腹肌松弛等。胃下垂属于中气久虚，无力升举而下陷。轻度下垂者一般无明显症状，容易被忽视，下垂明显者会出现上腹不适，饭后明显饱胀伴有恶心、嗳气、厌食和便秘等症状。胃下垂症状应及时调理治疗，配合艾灸可以治疗胃部不适感，和胃止痛。

穴位

　　主要穴位：中脘、关元、足三里。
　　辅助穴位：灸脾俞、胃俞。

中脘 理气和胃、化湿降逆

定位：位于上腹部，前正中线上，当脐中上4寸处。
艾灸：将艾灸盒放于穴位上灸治10～15分钟，以局部皮肤有温热感至局部皮肤潮红透热为宜。

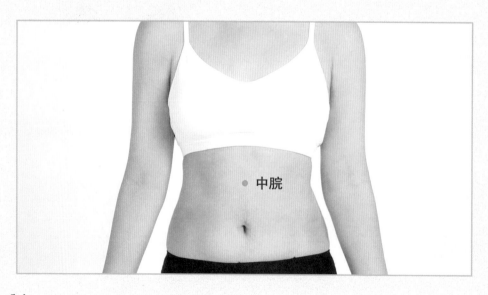

中脘

关 元 培肾固本、补气回阳

定位：位于下腹部，前正中线上，当脐中下 3 寸处。

艾灸：将艾灸盒放于穴位上灸治，以热力感深入皮肤至穴位皮肤潮红透热为宜。

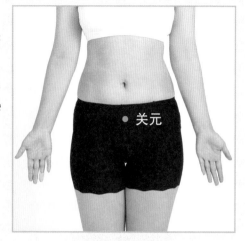

关元

足三里 健脾和胃、扶正培元

定位：小腿前外侧，当犊鼻下 3 寸，距胫骨前缘一横指（中指中节两端纹头之间的距离）处。

艾灸：用艾条温和灸法灸 10 ~ 15 分钟，以局部皮肤有温热感为宜，对侧用同样方法灸疗。

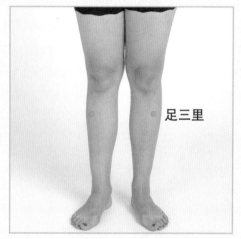

足三里

辅助治疗

养生茶

　　用料：黄芪、苍术。

　　做法：将黄芪、苍术放入锅中，煮沸 20 分钟，即可饮用。

泡脚包

　　用料：艾叶 10 克，炮姜 5 克，川芎 5 克。

　　制作与使用：煮 20~30 分钟，不兑凉水，可先用蒸汽熏蒸脚底和小腿（熏蒸时足浴盆底部置架子，脚放架子上，以免烫伤，盆面上可盖毛巾，保证蒸汽不外泄），待温度合适后取掉架子，泡脚 10~15 分钟，身体微微出汗即可。

慢性胃炎

　　慢性胃炎是一种常见病，是不同病因引起的各种慢性胃黏膜炎性病变，发病率在各种胃病中居首位。中医认为脾胃虚弱和饮食不节是导致慢性胃炎的主要原因。大多数病人常无症状或有程度不同的消化不良症状如上腹隐痛、食欲减退、餐后饱胀、泛酸等。慢性萎缩性胃炎患者可有贫血、消瘦、舌炎、腹泻等。症状常常反复发作，无规律性腹痛，疼痛经常出现于进食过程中或餐后。

穴 位

　　主要穴位：中脘、梁门、足三里。
　　辅助穴位：胃俞、脾俞。

中 脘 和胃健脾、化湿止痛

定位：位于上腹部，前正中线上，当脐中上4寸处。
艾灸：将艾灸盒放于穴位上灸治10 ~ 15分钟，以局部皮肤有温热感至局部皮肤潮红透热。

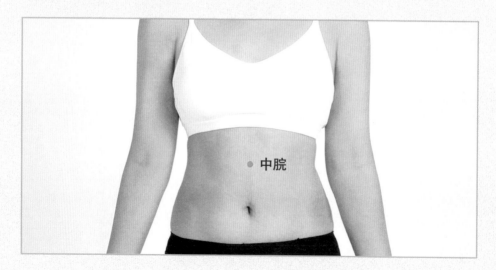

梁 门 调肠胃、消积滞

定位： 位于上腹部，当脐中上 4 寸，距正中线 2 寸处。

艾灸： 将艾灸盒放于穴位上灸 10 ～ 15 分钟，以热力感深入皮肤至穴位皮肤潮红透热为宜。

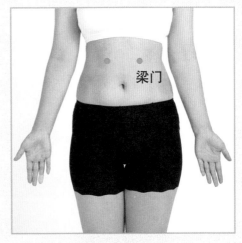

梁门

足三里 生发胃气、燥化脾湿

定位： 小腿前外侧，当犊鼻下 3 寸，距胫骨前缘一横指（中指中节两端纹头之间的距离）处。

艾灸： 用艾条温和灸法灸 10 ～ 15 分钟，以局部皮肤有温热感为宜，对侧用同样方法灸疗。

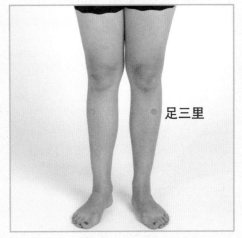

足三里

辅助治疗

养生茶

　　用料：人参、白术、茯苓、炙甘草。

　　做法：（1）将人参、白术、茯苓、炙甘草研成细粉；（2）将药末放入杯中，用沸水冲泡 15~20 分钟后，加入蜂蜜，即可饮用。

泡脚包

　　用料：艾叶 10 克，木香 5 克，陈皮 5 克。

　　做法：煮 20~30 分钟，不兑凉水，可先用蒸汽熏蒸脚底和小腿（熏蒸时足浴盆底部置架子，脚放架子上，以免烫伤，盆面上可盖毛巾，保证蒸汽不外泄），待温度合适后取掉架子，泡脚 10~15 分钟，身体微微出汗即可。

17

消化不良

　　患有消化不良疾病要注意自己的饮食习惯，不宜食用刺激性食物。消化不良是由胃动力障碍所引起的，包括胃蠕动不好的胃轻瘫和食道反流病。消化不良主要分为功能性消化不良和器质性消化不良，长期的消化不良易导致肠内的平衡被打乱，出现腹泻、便秘、腹痛和肿瘤等症状。

穴位

　　主要穴位：中脘、气海、脾俞。
　　辅助穴位：天枢、胃俞。

中脘 健脾和胃、祛湿化痰

定位：位于上腹部，前正中线上，当脐中上4寸处。
艾灸：将艾灸盒放于穴位上灸治10～15分钟，以局部皮肤有温热感至局部皮肤潮红透热为宜。

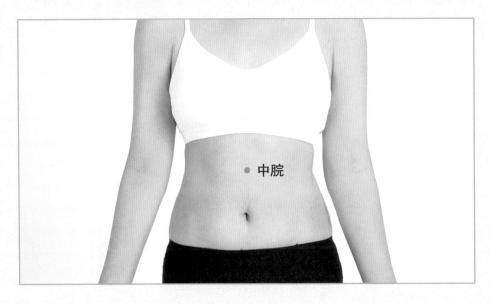

气海 *活血化瘀、健脾益肾*

定位：位于下腹部，前正中线上，当脐中下 1.5 寸处。

艾灸：将艾灸盒放于穴位上灸治，以热力感深入皮肤至穴位皮肤潮红透热为宜。

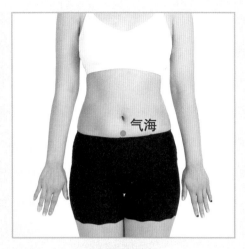

脾俞 *健脾和胃、祛湿升清*

定位：位于背部，第十一胸椎棘突下，旁开 1.5 寸处。

艾灸：将艾灸盒放于穴位上灸治，以热力感深入皮肤至穴位皮肤潮红透热为宜。

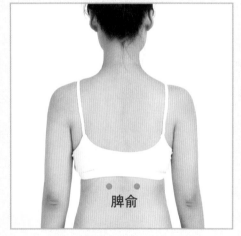

辅助治疗

养生茶

　　用料：白术、白芍、白茯苓、生姜、甘草。

　　做法：（1）将白术、白芍、白茯苓研成细粉；（2）将生姜切丝与药末、甘草一同放入杯中，用开水冲泡 10 分钟，即可饮用。

泡脚包

　　用料：艾叶 5 克，陈皮 10 克。

　　做法：煮 20~30 分钟，不兑凉水，可先用蒸汽熏蒸脚底和小腿（熏蒸时足浴盆底部置架子，脚放架子上，以免烫伤，盆面上可盖毛巾，保证蒸汽不外泄），待温度合适后取掉架子，泡脚 10~15 分钟，身体微微出汗即可。

消化性溃疡

消化性溃疡主要指发生在胃和十二指肠的慢性溃疡，以周期性发作、节律性上腹部疼痛为主要特征。因绝大多数（95%以上）发病部位在胃和十二指肠，故又称十二指肠溃疡。消化性溃疡属心身疾病范畴，病因大多为心理和社会因素，因此应保持乐观的情绪、规律的生活，避免过度紧张与劳累是非常重要的。

穴位

主要穴位：神阙、内关、公孙。
辅助穴位：中脘、足三里。

神阙 健脾益气、补中和胃

定位：位于腹中部，脐中央位置。
艾灸：将艾灸盒放于穴位上灸治5～10分钟，以局部皮肤有温热感至局部皮肤潮红透热为宜。

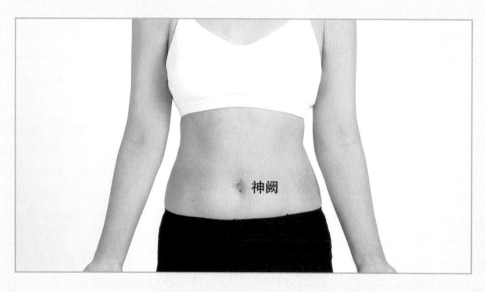

神阙

内关 宁心安神、和胃理气

定位： 位于前臂掌侧，曲泽与大陵的连线上，腕横纹上 2 寸，掌长肌腱与桡侧腕屈肌腱之间处。

艾灸： 用艾条温和灸法灸 5 ~ 10 分钟，以局部皮肤有温热感为宜，对侧用同样方法灸疗。

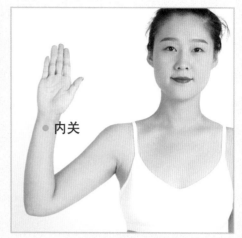

公孙 健脾化湿、和胃理中

定位： 位于足内侧缘，第一拓骨基底部的前下方，赤白肉际处。

艾灸： 用艾条温和灸法灸 10 ~ 15 分钟，以局部皮肤有温热感为宜，对侧用同样方法灸疗。

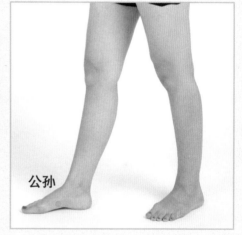

辅助治疗

养生茶

　　用料：鸡内金、三七。

　　做法：（1）将鸡内金、三七研粉；（2）将鸡内金粉、三七粉放入杯中，用开水冲泡 10 分钟，即可饮用。

泡脚包

　　用料：艾叶 10 克，延胡索 5 克。

　　做法：煮 20~30 分钟，不兑凉水，可先用蒸汽熏蒸脚底和小腿（熏蒸时足浴盆底部置架子，脚放架子上，以免烫伤，盆面上可盖毛巾，保证蒸汽不外泄），待温度合适后取掉架子，泡脚 10~15 分钟，身体微微出汗即可。

呕 吐

呕吐是临床常见病症，既可单独为患，亦可见于多种疾病，是机体的一种防御反射动作。呕吐的病位主要在胃，但与肝脾有密切的关系。可分为三个阶段，即恶心、干呕和呕吐，恶心常为呕吐的前驱症状，表现为上腹部特殊不适感，常伴有头晕、流涎。呕吐常有诱因，如饮食不节，情志不遂，寒暖失宜，以及闻到不良气味等因素，皆可诱发呕吐或使呕吐加重。呕吐须以和胃降逆为治疗原则，日常中当起居有常，生活有节，避免风寒暑湿外邪侵袭。保持心情舒畅，避免精神刺激。并且在饮食方面也应注意调理。艾灸治疗从调理脾胃入手，改善胃部环境，快速止呕。

穴 位

主要穴位：中脘、内关、足三里。
辅助穴位：神阙、天枢、内关、梁丘。

中 脘 健脾化湿、温中和胃

定位：位于上腹部，前正中线上，当脐中上 4 寸处。
艾灸：将艾灸盒放于穴位上灸治 5 ～ 10 分钟，以局部皮肤有温热感至局部皮肤潮红透热为宜。

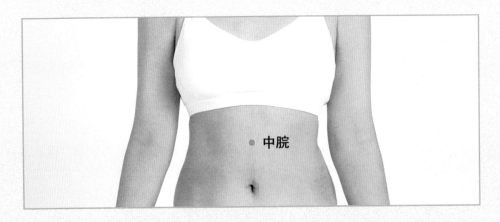

中脘

内 关 宁心安神、和胃理气

定位： 位于前臂掌侧，当曲泽与大陵的连线上，腕横纹上2寸，掌长肌腱与桡侧腕屈肌腱之间处。

艾灸： 用艾条温和灸法灸10 ~ 15分钟，以局部皮肤有温热感为宜，对侧用同样方法灸疗。

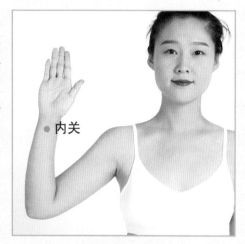

足三里 调理脾胃、降逆止呕

定位： 位于小腿前外侧，当犊鼻下3寸，距胫骨前缘一横指（中指中节两端纹头之间的距离）处。

艾灸： 用艾条温和灸法灸足三里穴10 ~ 15分钟，以局部皮肤有温热感为宜，对侧用同样方法灸疗。

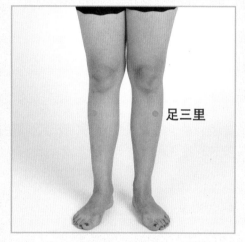

辅助治疗

养生茶

　　用料：竹茹、高良姜、五味子

　　做法：（1）将竹茹、高良姜、五味子研细粉；（2）将竹茹粉、高良姜粉、五味子粉放入杯中，用开水冲泡10分钟，即可饮用。

泡脚包

　　用料：艾叶10克，生姜5~6片。

　　做法：煮20~30分钟，不兑凉水，可先用蒸汽熏蒸脚底和小腿（熏蒸时足浴盆底部置架子，脚放架子上，以免烫伤，盆面上可盖毛巾，保证蒸汽不外泄），待温度合适后取掉架子，泡脚10~15分钟，身体微微出汗即可。

腹 胀

腹胀是一种常见的消化系统症状，引起腹胀的原因主要见于胃肠道胀气、各种原因所致的腹水、腹腔肿瘤等。正常人胃肠道内可有少量气体，当咽入胃内空气过多或因消化吸收功能不良时，胃肠道内产气过多，而肠道内的气体又不能有效排出时，则会导致腹胀。

穴 位

主要穴位：中脘、足三里、脾俞。
辅助穴位：胃俞、天枢。

中 脘 健脾和胃、通调腹气

定位：位于上腹部，前正中线上，当脐中上 4 寸处。
艾灸：将艾灸盒放于穴位上灸治 5 ~ 10 分钟，以出现明显循经感传现象为宜。

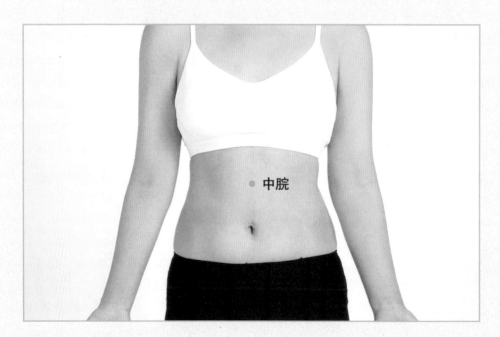

中脘

足三里 调理脾胃、行气消胀

定位： 位于小腿前外侧，当犊鼻下3寸，距胫骨前缘一横指（中指中节两端纹头之间的距离）处。

艾灸： 用艾条温和灸法灸足三里穴10～15分钟，以局部皮肤有温热感为宜，对侧用同样方法灸疗

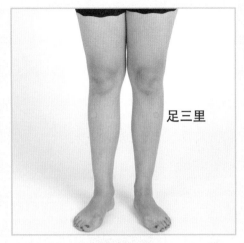

足三里

脾 俞 健脾和胃、通经活络

定位： 位于背部，第十一胸椎棘突下，旁开1.5寸处。

艾灸： 将艾灸盒放于穴位上灸治20～30分钟，以热力感深入皮肤至穴位出现明显循经感传现象为宜。

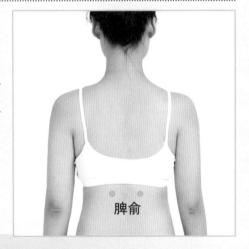

脾俞

辅助治疗

养生茶

用料：陈皮、厚朴、藿香、甘草、生姜。

做法：（1）将陈皮、厚朴、藿香、甘草研成粗末；（2）取陈皮3克、厚朴3克、藿香3克、甘草3克、生姜适量；（3）将生姜切丝，与药末同放入杯中，用沸水冲泡15分钟后，即可饮用；（4）每日1剂。

泡脚包

用料：艾叶10g，香附5g。

做法：煮20~30分钟，不兑凉水，可先用蒸汽熏蒸脚底和小腿（熏蒸时足浴盆底部置架子，脚放架子上，以免烫伤，盆面上可盖毛巾，保证蒸汽不外泄），待温度合适后取掉架子，泡脚10~15分钟，身体微微出汗即可。

25

便 秘

便秘是临床常见的复杂症状，它不属于疾病范畴，主要是指排便次数减少、粪便量减少、粪便干结、排便费力等。引起便秘的因素有：年老体虚、排便无力；不良生活习惯；生活压力大、精神紧张；结肠运动功能紊乱；滥用药物，对药物产生依赖形成便秘等。便秘患者应长期坚持参加锻炼，尤其是老年人更应加强锻炼。培养良好的排便习惯，安排好合理的饮食，年轻人与老年人都应多食含纤维素食物，多喝水，调整好情绪状态并拒绝滥用药物。

穴 位

主要穴位：天枢、足三里、涌泉、支沟。
辅助穴位：大肠俞。

天 枢 调理肠胃、温润通便

定位：位于腹中部，距脐中 2 寸位置。
艾灸：将艾灸盒放于穴位上灸治 10 ~ 15 分钟，以局部皮肤有温热感至局部皮肤潮红透热为宜。

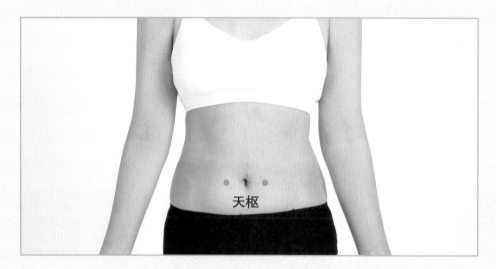

天枢

足三里 健脾和胃、通经活络

定位：位于腿前外侧，当犊鼻下 3 寸，距胫骨前缘一横指（中指中节两端纹头之间的距离）处。

艾灸：用艾条温和灸法灸 10 ～ 15 分钟，以局部皮肤有温热感为宜，对侧用同样方法灸疗。

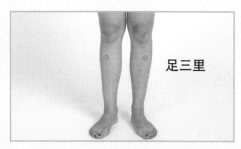
足三里

涌 泉 散热生气、开窍降逆

定位：位于足底前部二、三趾趾缝纹头与足跟连线前中 1/3 交点上。

艾灸：用艾条温和灸法灸 10 ～ 15 分钟，以局部皮肤有温热感为宜。

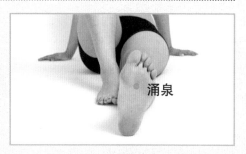
涌泉

支 沟 清理三焦、通腑降逆

定位：位于前臂背侧，当阳池与肘尖的连线上，腕背横纹上 3 寸处。

艾灸：用艾条温和灸法以局部皮肤有温热感为宜，对侧用同样方法灸疗。

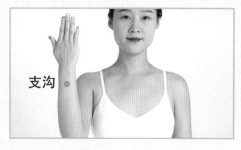
支沟

辅助治疗

养生茶

用料：肉苁蓉、火麻仁、沉香、蜂蜜。

做法：（1）将肉苁蓉、火麻仁、沉香研成粗末；（2）取肉苁蓉 6 克、火麻仁 10 克、沉香 1 克、蜂蜜适量；（3）将药末至于杯中，用沸水冲泡 10 分钟后，加入适量蜂蜜，即可饮用；（4）每日 1 剂，代茶饮。

泡脚包

用料：艾叶 10 克，黄芩 5 克。

做法：煮 20~30 分钟，不兑凉水，可先用蒸汽熏蒸脚底和小腿（熏蒸时足浴盆底部置架子，脚放架子上，以免烫伤，盆面上可盖毛巾，保证蒸汽不外泄），待温度合适后取掉架子，泡脚 10~15 分钟，身体微微出汗即可。

腹 泻

腹泻是一种常见症状，俗称"拉肚子"，是指排便次数明显多于平日习惯排便次数，粪质稀薄且水分增多。腹泻分为急性腹泻与慢性腹泻，急性腹泻发病因素通常为病毒、细菌和寄生虫感染，食物中毒，滥用药物，和一些其他引起腹泻的疾病产生。慢性腹泻通常因肠道感染性疾病、肠道炎症、肿瘤、肠道吸收不良、肠动力不足、胃或肝胆胰疾病或者是全身性疾病所致。

穴 位

主要穴位：中脘、天枢、足三里。
辅助穴位：神阙。

中 脘 健脾益肾、温化寒湿

定位：位于上腹部，前正中线上，当脐中上 4 寸处。
艾灸：将艾灸盒放于穴位上灸治 5 ～ 10 分钟，以局部皮肤有温热感为宜。

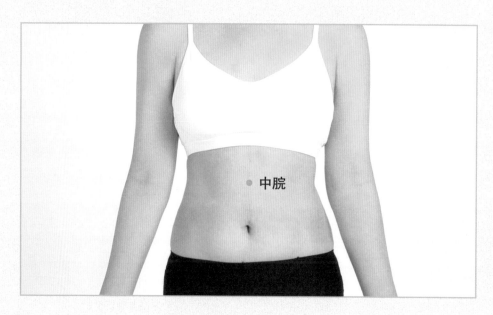

天枢 调理肠胃、消炎止泻

定位：位于腹中部，距脐中2寸位置。

艾灸：将艾灸盒放于穴位上灸治10～15分钟，以局部皮肤有温热感为宜。

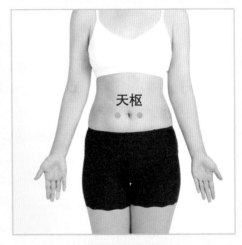

足三里 调理脾胃、通调腑气

定位：位于小腿前外侧，当犊鼻下3寸，距胫骨前缘一横指（中指中节两端纹头之间的距离）处。

艾灸：用艾条温和灸法灸足三里穴10分钟，以局部皮肤有温热感至局部皮肤潮红透热，对侧用同样方法灸疗。

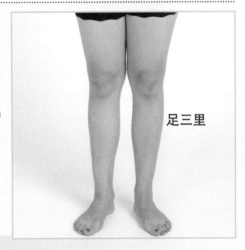

辅助治疗

养生茶

用料：侧柏叶10克、枸杞子6克、生姜5克。

做法：（1）将侧柏叶洗净，切碎，生姜切丝；（2）将侧柏叶末，生姜丝，枸杞子放入杯中，用热水冲泡，10分钟后，加入适量的蜂蜜即可饮用；（3）每日1剂。

泡脚包

用料：艾叶10克，五味子5克。

做法：煮20~30分钟，不兑凉水，可先用蒸汽熏蒸脚底和小腿（熏蒸时足浴盆底部置架子，脚放架子上，以免烫伤，盆面上可盖毛巾，保证蒸汽不外泄），待温度合适后取掉架子，泡脚10~15分钟，身体微微出汗即可。

痢 疾

痢疾是急性肠道传染病之一，临床表现为腹痛、腹泻、里急后重、排脓血便，伴全身中毒等症状。痢疾一般起病急，以高热、腹泻、腹痛为主要症状。中医认为，此病由湿热之邪，内伤脾胃，致脾失健运，胃失消导，更挟积滞，酝酿肠道而成。多因外感时邪和饮食不节导致。对于治疗则讲究热痢清之，寒痢温之，初痢实则通之，久痢虚则补之，寒热交错者清温并用，虚实夹杂者攻补兼施。

穴 位

主要穴位：神阙、滑肉门、大巨。
辅助穴位：天枢、列缺。

神 阙 回阳固脱、健运脾胃

定位：位于腹中部，脐中央处。
艾灸：将艾灸盒放于穴位上灸治10分钟，以局部皮肤有温热感至局部皮肤潮红透热，直达病所为宜。

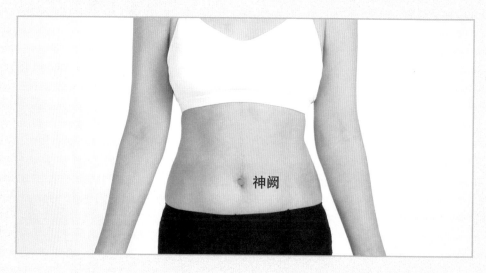

神阙

滑肉门 和胃调中、运化水湿

定位：位于上腹部，当脐中上1寸，距前正中线2寸处。

艾灸：将艾灸盒放于穴位上灸治5分钟，以局部皮肤有温热感至局部皮肤潮红透热，直达病所为宜。

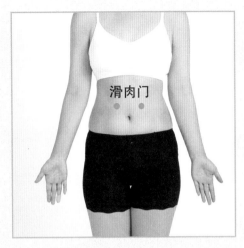

大 巨 调肠胃、固肾气

定位：位于下腹部，当脐中下2寸，距前正中线2寸处。

艾灸：将艾灸盒放于穴位上灸治10～15分钟，以出现明显循经感传现象为宜。

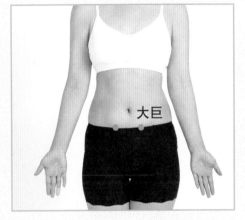

辅助治疗

养生茶

用料：金樱子、生姜、枸杞子、红糖。

做法：（1）金樱子6克、生姜6克、枸杞子5克、红糖适量；（2）金樱子去净子毛，捣碎；生姜切丝；（3）将金樱子末、姜丝、枸杞子放入杯中，用沸水冲泡15分钟，加入适量红糖，即可饮用；（4）每日1剂。

泡脚包

用料：艾叶10克，生姜5~6片，马齿苋5克。

做法：煮20~30分钟，不兑凉水，可先用蒸汽熏蒸脚底和小腿（熏蒸时足浴盆底部置架子，脚放架子上，以免烫伤，盆面上可盖毛巾，保证蒸汽不外泄），待温度合适后取掉架子，泡脚10~15分钟，身体微微出汗即可。

急性肠炎

急性肠炎是消化系统疾病中较为常见的疾病。致病原因是肠道细菌、病毒感染或饮食不当（如变质食物、被污染食物、食物过敏）等。临床表现为发热、腹痛、腹泻、腹胀，伴有不同程度的恶心呕吐，粪便为黄色水样便，四肢无力，严重者可能导致身体脱水，甚至发生休克。治疗与预防应加强锻炼，增强体质。不接触和进食病死牲畜的肉和内脏，肉类生食需要处理煮熟后方可食用。并养成饭前便后洗手的好习惯，注意食品及个人卫生。

穴 位

主要穴位：天枢、神阙、关元。
辅助穴位：血海、足三里。

天 枢 健脾益肾、调理肠腑

定位：位于腹中部，距脐中2寸位置。
艾灸：将艾灸盒放于穴位上灸治，以局部皮肤有温热感至局部皮肤潮红透热，直达病所为宜。

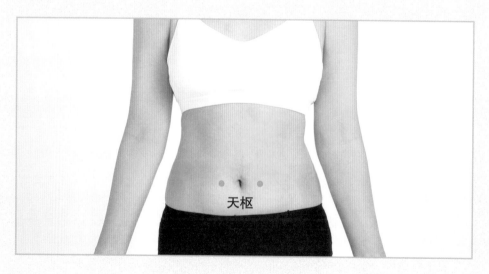

天枢

神 阙 固本培元、涩肠止泻

定位：位于腹中部，脐中央处。

艾灸：将艾灸盒放于穴位上灸治，以局部皮肤有温热感至局部皮肤潮红透热为宜。

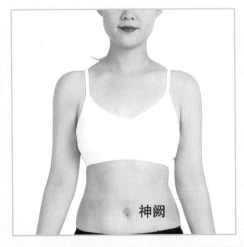

关 元 补气回阳、清热利湿

定位：位于下腹部，前正中线上，当脐中下3寸处。

艾灸：将艾灸盒放于穴位上灸治，以热力感深入皮肤至穴位皮肤潮红透热出现明显循经感传现象为宜。

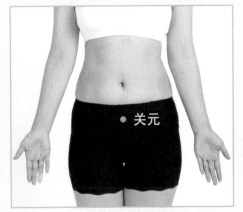

辅助治疗

养生茶

用料：陈艾叶、陈皮、生姜、红糖。

做法：（1）陈艾叶3克、陈皮3克、生姜6克、红糖适量；（2）将陈艾叶、陈皮研成粗末，生姜切丝；（3）将药末、生姜丝放入杯中，用沸水冲泡15分钟后，加入适量红糖，即可饮用；（4）每日1剂。

泡脚包

用料：艾叶10克，梧桐叶10克。

做法：煮20~30分钟，不兑凉水，可先用蒸汽熏蒸脚底和小腿（熏蒸时足浴盆底部置架子，脚放架子上，以免烫伤，盆面上可盖毛巾，保证蒸汽不外泄），待温度合适后取掉架子，泡脚10~15分钟，身体微微出汗即可。

肠易激综合征

肠易激综合征是由胃肠道动力异常或肠道感染所引起的肠道功能紊乱性疾病，患者以中青年人为主，常与其他胃肠道功能紊乱性疾病如功能性消化不良并存伴发。主要临床表现有心悸、腹痛、腹胀、腹泻或便秘、多汗、恶心、呕吐等，可持续反复发作，与脾、胃、肝、肾关系密切。发病因素有精神过度紧张、饮食不当、寒冷等。

穴 位

主要穴位：中脘、神阙、气海。

中 脘 理气和胃、健脾降逆

定位：位于上腹部，前正中线上，当脐中上 4 寸处。

艾灸：将艾灸盒放于穴位上灸治 10 ~ 15 分钟，以局部皮肤有温热感至局部皮肤潮红透热，直达病所为宜。

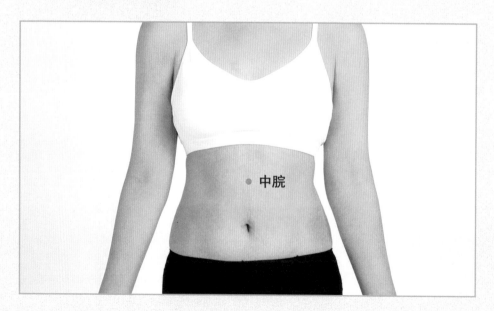
中脘

神 阙 健脾益气、补中和胃

定位： 位于腹中部，脐中央处。

艾灸： 将艾灸盒放于穴位灸治5～10分钟，以局部皮肤有温热感为宜。

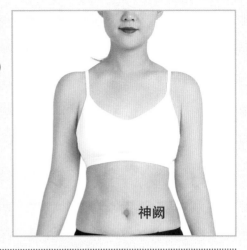

气 海 补气益气，调理冲任

定位： 位于下腹部，前正中线上，当脐中下1.5寸处。

艾灸： 将艾灸盒放于穴位上灸治5分钟，以局部皮肤有温热感为宜。

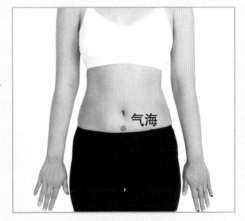

辅助治疗

养生茶

　　用料：石榴皮、枸杞子、黄芪、生姜、红糖

　　做法：（1）石榴皮3克、枸杞子5克、生姜6克、红糖适量；（2）将石榴皮研成粗末，生姜切丝；（3）将石榴皮末、生姜丝、枸杞子、黄芪放入杯中，用沸水冲泡20分钟后，加入适量红糖即可饮用；（4）每日1剂。

泡脚包

　　用料：艾叶10克，乌梅5克，生姜5~6片。

　　做法：煮20~30分钟，不兑凉水，可先用蒸汽熏蒸脚底和小腿（熏蒸时足浴盆底部置架子，脚放架子上，以免烫伤，盆面上可盖毛巾，保证蒸汽不外泄），待温度合适后取掉架子，泡脚10~15分钟，身体微微出汗即可。

痔 疮

痔疮是肛肠科就诊患者中，发病率最高的疾病了。痔疮又称痔核，是肛肠科最常见的疾病，痔疮人群基数大，民间一直有十男九痔的说法，行间还有十女十痔的说法。但其实这20个人中，只有2个需要处理，2个中其实只有1个需要手术。随着我国人民生活质量的提高，痔疮有年轻化的趋势，而且也越来越受到大家重视。平日生活切记不要劳累过度，如厕时间切记不要太长，很多人都有如厕看手机的习惯，长此以往会导致痔疮。

穴 位

主要穴位：百会、陶道、长强、腰阳关。
辅助穴位：肾俞。

百 会 平肝熄风、升阳固脱

定位：位于头部，当前发际正中直上5寸，两耳尖连线的中点处。
艾灸：以艾条回旋灸法灸穴位10～15分钟，以局部皮肤有温热感为宜。

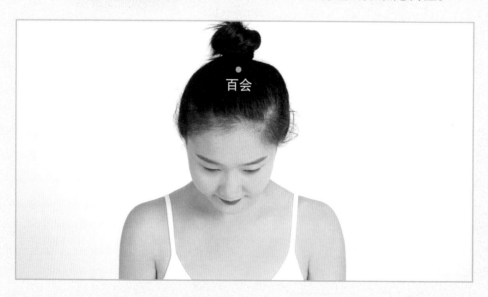

陶 道 解表清热、调理督脉

定 位: 位于背部,当后正中线上,第一胸椎棘突下凹陷中。

艾灸: 将艾灸盒放于穴位上灸治 10 ~ 15 分钟,以局部皮肤有温热感至局部皮肤潮红透热,直达病所为宜。

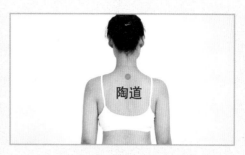

长 强 通任督,调肠腑

定 位: 位于尾骨端下,于尾骨端与肛门连线的中点处。

艾灸: 将艾灸盒放于穴位上灸治,以局部皮肤有温热感至局部皮肤潮红透热,直达病所为宜。

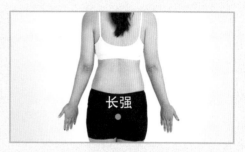

腰阳关 祛寒除湿、舒筋活络。

定 位: 位于腰部,当后正中线上,第四腰椎棘突下陷中位置。

艾灸: 将艾灸盒放于穴位上灸治 10 分钟,以局部皮肤有温热感至局部皮肤潮红透热。

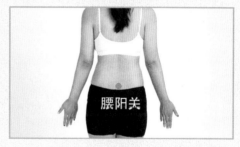

辅助治疗

养生茶

用料:决明子、黑芝麻、黄芪、生姜。

做法:(1)决明子9克、黑芝麻9克、黄芪30克;(2)将决明子、黑芝麻、黄芪研粗粉,生姜切丝;(3)将决明子,黑芝麻、黄芪、生姜丝放入杯中,用沸水冲泡20分钟,即可饮用;(4)每日1剂。

泡脚包

用料:花椒3克,食盐2勺。

做法:煮20~30分钟,不兑凉水,可先用蒸汽熏蒸脚底和小腿(熏蒸时足浴盆底部置架子,脚放架子上,以免烫伤,盆面上可盖毛巾,保证蒸汽不外泄)。待温度合适后取掉架子,泡脚10~15分钟,身体微微出汗即可。

脂肪肝

脂肪肝是指由于各种原因引起的肝细胞内脂肪堆积过多的病变。脂肪性肝病正严重威胁着国人的健康，成为仅次于病毒性肝炎的第二大肝病，已被公认为隐蔽性肝硬化的常见原因。在经常失眠、疲劳、不思茶饭、胃肠功能失调的亚健康人群中脂肪肝的发病率较高。脂肪肝患者应根据自身情况进行治疗，肥胖者应控制饮食同时戒酒，糖尿病患者同时应注意血糖指数，营养不良者应补充营养，适当增加运动量，同时适当补硒。

穴 位

主要穴位：中脘、章门、关元。
辅助穴位：足三里、肝俞。

中 脘 健脾化湿、降逆利水

定位：位于上腹部，前正中线上，当脐中上4寸处。
艾灸：将艾灸盒放于穴位上灸治10～15分钟，以局部皮肤有温热感至局部皮肤潮红透热，直达病所为宜。

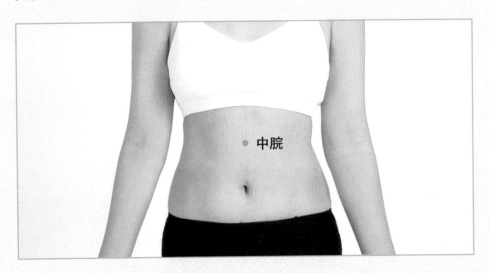

章门 疏肝健脾、理气散结

定位：位于侧腹部，第十一肋游离端的下方处。

艾灸：燃艾条灸治10 ~ 15分钟，以局部皮肤有温热感为宜，对侧用同样方法灸疗。

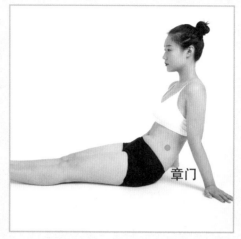

章门

关元 培肾固本、补气回阳

定位：位于下腹部，前正中线上，当脐中下3寸处。

艾灸：将艾灸盒放于穴位上灸治10 ~ 15分钟，以达到受灸者最大忍热度为宜，切记不要灼伤皮肤。

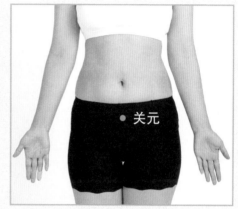

关元

辅助治疗

养生茶

　　用料：生山楂、决明子、何首乌。

　　做法：（1）生山楂9克、决明子15克、何首乌3克、蜂蜜适量；（2）将生山楂、决明子、何首乌研粗粉，用沸水冲泡10分钟后，加入适量蜂蜜，即可饮用；（3）每日1剂，代茶饮。

泡脚包

　　用料：艾叶10克，柴胡5克。

　　做法：煮20~30分钟，不兑凉水，可先用蒸汽熏蒸脚底和小腿（熏蒸时足浴盆底部置架子，脚放架子上，以免烫伤，盆面上可盖毛巾，保证蒸汽不外泄），待温度合适后取掉架子，泡脚10~15分钟，身体微微出汗即可。

肝硬化

　　肝硬化是由一种或多种疾病长期形成的肝损害，是肝脏细胞纤维化病变。主要致病因素有肝炎病毒、酗酒、胆汁淤积、寄生虫感染等引起肝脏硬化、萎缩，其部分症状与肝炎相似。肝硬化早期病人症状较轻，主要表现为食欲不振、全身无力、腹部满胀、上腹部不适或隐痛等，其中食欲不振是出现最早的突出症状。

　　老中医提醒，首先要重视病毒性肝炎的防治，尽早发现和隔离病人给予积极治疗。注意饮食，合理营养，节制饮酒，加强运动，避免滥用药物。对于有上述病因而疑有肝硬化者应及时进行全面体检及有关实验室检查，争取在代偿期得到合理积极治疗，防止向失代偿期发展。定期体格检查，同时避免各种诱因，预防和治疗可能出现的并发症。

穴 位

　　主要穴位：中脘、足三里、肝俞。
　　辅助穴位：关元、胆俞。

中 脘 健脾化湿、利胆和胃

定位：位于上腹部，前正中线上，当脐中上 4 寸处。
艾灸：将艾灸盒放于穴位上灸治，以局部皮肤有温热感至局部皮肤潮红透热为宜。

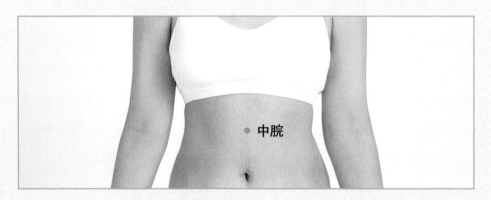

中脘

足三里 调理脾胃、理气散结

定位: 位于小腿前外侧,当犊鼻下3寸,距胫骨前缘一横指(中指中节两端纹头之间的距离)处。

艾灸: 用艾条温和灸法灸足三里穴,以热力感深入皮肤至穴位皮肤潮红透热为宜,对侧用同样方法灸疗。

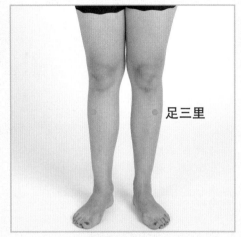

肝 俞 疏肝理气、通络散结

定位: 位于背部,于第九胸椎棘突下,旁开1.5寸附近。

艾灸: 将艾灸盒放于穴位上灸治,以局部皮肤有温热感至局部皮肤潮红透热为宜。

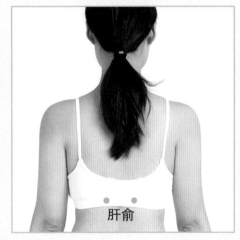

辅助治疗

养生茶

用料:葛根、红花。

做法:(1)葛根15克、红花3克;(2)将葛根、红花研细粉;(3)将药末用沸水冲泡10分钟后,即可饮用;(4)每日1剂。

泡脚包

用料:艾叶10克,王不留行籽3克。

做法:煮20~30分钟,不兑凉水,可先用蒸汽熏蒸脚底和小腿(熏蒸时足浴盆底部置架子,脚放架子上,以免烫伤,盆面上可盖毛巾,保证蒸汽不外泄),待温度合适后取掉架子,泡脚10~15分钟,身体微微出汗即可。

胆结石

胆结石是指发生在胆囊内的结石所引起的疾病。这种病症随着年龄的增长，发病率也逐渐升高，且女性明显多于男性。通常喜静少动、体质肥胖、不吃早餐、餐后零食、肝硬化患者或遗传是导致胆结石的主要因素。随着生活水平的提高，饮食习惯的改变，卫生条件的改善，我国的胆结石症以胆管的胆色素结石逐渐转变为以胆囊胆固醇结石为主。通过艾灸去痛排石达到治疗效果。

穴 位

主要穴位：阳陵泉、足三里、胆俞。
辅助穴位：天枢、列缺。

阳陵泉 疏肝利胆、舒筋活络

定位：位于小腿外侧，于腓骨头前下方凹陷处。
艾灸：用艾条温和灸法灸阳陵泉 10 ~ 15 分钟，以皮肤有温热感为宜，对侧用同样方法灸疗。

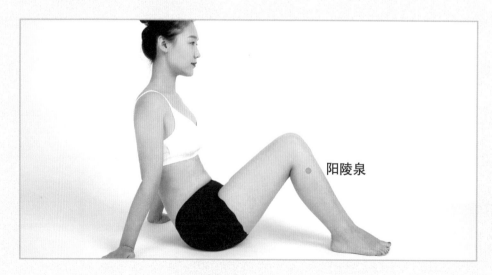

阳陵泉

足三里 扶正培元、通经活络

定位：位于小腿前外侧，当犊鼻下3寸，距胫骨前缘一横指（中指中节两端纹头之间的距离）处。

艾灸：用艾条温和灸法灸足三里穴10～15分钟，以热力感深入皮肤至穴位皮肤潮红透热为宜，对侧用同样方法灸疗。

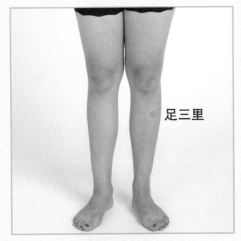

足三里

胆 俞 疏肝利胆、清热化湿

定位：位于背部，于第十胸椎棘突下，旁开1.5寸。

艾灸：将艾灸盒放于穴位上灸治10～15分钟，以出现明显循经感传现象为宜，后用拇指指腹揉胆俞穴。

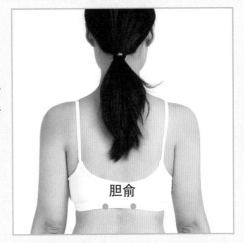

胆俞

辅助治疗

养生茶

　　用料：金钱草、茵陈、蜂蜜。

　　做法：（1）金钱草30克，茵陈6克，蜂蜜适量；（2）将金钱草、茵陈研细粉；（3）加入沸水冲泡10分钟，加入适量蜂蜜，即可饮用；（4）每日1剂。

泡脚包

　　用料：艾叶10克，茵陈10克。

　　做法：煮20~30分钟，不兑凉水，可先用蒸汽熏蒸脚底和小腿（熏蒸时足浴盆底部置架子，脚放架子上，以免烫伤，盆面上可盖毛巾，保证蒸汽不外泄），待温度合适后取掉架子，泡脚10~15分钟，身体微微出汗即可。

43

反流性食管炎

　　反流性食管炎是由于胃、十二指肠内容物反流入食管引起的食管炎症性病变，食管黏膜的破损，即食管糜烂或食管溃疡和纤维化。主要症状有胸骨后及剑突下有灼烧感、泛酸、呕吐和吞咽困难。中医认为本病属"胃脘痛""胸痛""呕吐"等范畴。

穴 位

　　主要穴位：神阙、内关、足三里。

神 阙 　健脾益气、补中和胃

定位：位于腹中部，脐中央位置。

艾灸：将艾灸盒放于穴位上灸治 5 ~ 10 分钟，以皮肤有温热感为宜。

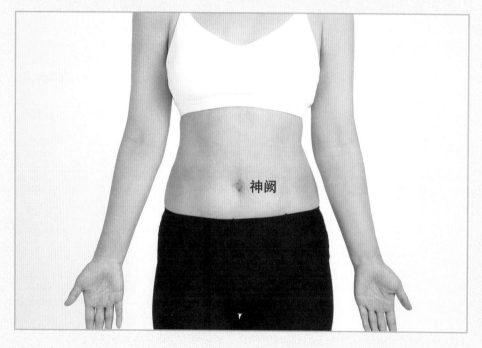

内关 宁心安神、和胃理气

定位： 位于前臂掌侧，曲泽与大陵的连线上，腕横纹上 2 寸，掌长肌腱与桡侧腕屈肌腱之间处。

艾灸： 用艾条温和灸法灸内关穴 10～15 分钟，以皮肤有温热感为宜。

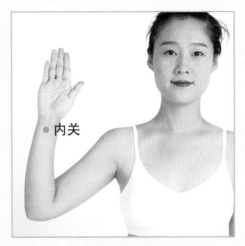

足三里 健脾理气、生发胃气

定位： 位于小腿前外侧，当犊鼻下 3 寸，距胫骨前缘一横指（中指中节两端纹头之间的距离）处。

艾灸： 用艾条温和灸法灸足三里穴 10～15 分钟，以皮肤有温热感为宜。

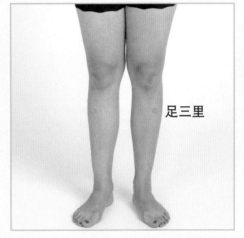

辅助治疗

养生茶

用料：莱菔子、陈皮、甘草。

做法：（1）莱菔子 5 克、陈皮 3 克、甘草 8 克；（2）莱菔子、陈皮、甘草研细粉；（3）用沸水冲泡 10 分钟即可饮用；（4）每日 1 剂。

泡脚包

用料：艾叶 10 克，生姜 5~6 片。

做法：煮 20~30 分钟，不兑凉水，可先用蒸汽熏蒸脚底和小腿（熏蒸时足浴盆底部置架子，脚放架子上，以免烫伤，盆面上可盖毛巾，保证蒸汽不外泄），待温度合适后取掉架子，泡脚 10~15 分钟，身体微微出汗即可。

第三章
内分泌系统常见病的艾灸治疗

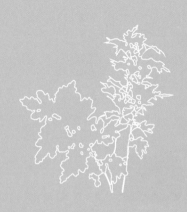

糖尿病

改善体内环境，提升机体免疫力，稳定血糖。

糖尿病是由于血中胰岛素相对不足或其生物作用受损，导致血糖过高，出现糖尿，进而引起脂肪和蛋白质代谢紊乱的常见内分泌代谢性疾病。老中医提醒，患者不要食用高糖量的食物，尽量选无糖食品、高纤维食物（如粗粮、含纤维高的蔬菜，大豆及豆制品），具有降脂作用，故可代替部分动物性食品（如肉类）等。多食可降低血糖食物。要适量地进行些运动以提高免疫力，保持较好的代谢水平。

穴 位

主要穴位：大椎、脾俞、肺俞、神阙、关元。
辅助穴位：足三里。

大 椎 祛风散寒、舒筋通络

定位：位于后正中线上，第七颈椎棘突下凹陷中。
艾灸：将艾灸盒放于穴位上灸治10～15分钟，以热力感深入皮肤至穴位皮肤潮红透热，直达病所为宜。

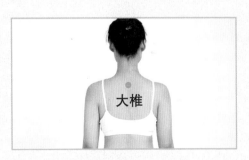

脾 俞 温经祛寒、调理肝脾

定位：位于背部，第十一胸椎棘突下，旁开1.5寸处。
艾灸：将艾灸盒放于穴位上灸治10～15分钟，以皮肤有温热感为宜。

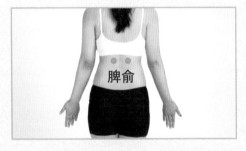

肺 俞 清热润肺、生津止渴

定位：位于背部，于第三胸椎棘突下，旁开 1.5 寸处。
艾灸：将艾灸盒放于穴位上灸治 10 ~ 15 分钟，以皮肤有温热感为宜。

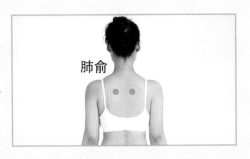

神 阙 温阳救逆、健运脾胃

定位：位于腹中部，脐中央位置。
艾灸：将艾灸盒放于穴位上灸治 10 ~ 15 分钟，以皮肤有温热感为宜。

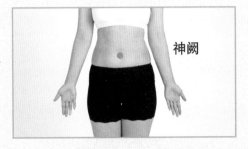

关 元 培肾固本、补气回阳

定位：位于下腹部，前正中线上，当脐中下 3 寸处。
艾灸：将艾灸盒放于穴位上灸治 10 ~ 15 分钟，以皮肤有温热感为宜。

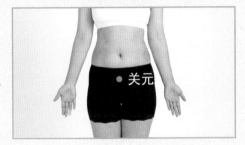

辅助治疗

养生茶
　　用料：玄参、地骨皮、枸杞。
　　做法：（1）玄参 9 克、地骨皮 15 克、枸杞 6 克；（2）将玄参、地骨皮、枸杞研细粉；（3）沸水冲泡 10 分钟即可饮用；（4）每日 1 剂。

泡脚包
　　用料：艾叶 10 克，桂枝 5 克，川芎 5 克。
　　做法：煮 20~30 分钟，不兑凉水，可先用蒸汽熏蒸脚底和小腿（熏蒸时足浴盆底部置架子，脚放架子上，以免烫伤，盆面上可盖毛巾，保证蒸汽不外泄），待温度合适后取掉架子，泡脚 10~15 分钟，身体微微出汗即可。

高脂血症

降脂清脉，改善身体环境，有效降低血脂。

血脂主要是指血清中的胆固醇和甘油三酯。无论是胆固醇含量增高，还是甘油三酯的含量增高，或者是两者皆高，统称为高脂血症。高脂血症可直接引起一些严重危害人体健康的疾病，如脑卒中、冠心病、心肌梗死、心脏猝死等，也是导致高血压、糖耐量异常、糖尿病的一个重要危险因素。老中医提醒，高脂血症患者饮食方面当限制热量，清淡饮食，忌烟酒，多食蔬果。平日适当坚持运动，并通过合理的调理方式调理身体。

穴位

主要穴位：神阙、关元、足三里、大椎。
辅助穴位：丰隆、脾俞。

神阙 温阳救逆、健运脾胃

定位：位于腹中部，脐中央位置。
艾灸：将艾灸盒放于穴位上灸治，以局部皮肤有温热感至局部皮肤潮红透热为宜。

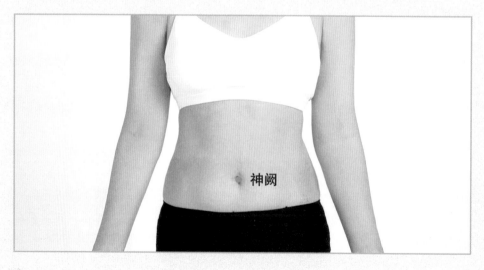

神阙

关 元 补气回阳、清热利湿

定位：位于下腹部，前正中线上，当脐中下3寸处。

艾灸：将艾灸盒放于穴位上10～15分钟，以局部皮肤有温热感至局部皮肤潮红透热为宜。

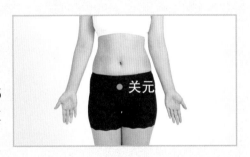

足三里 调理脾胃、化痰除湿

定 位：位于小腿前外侧，当犊鼻下3寸，距胫骨前缘一横指（中指中节两端纹头之间的距离）处。

艾灸：用艾条温和灸法灸足三里穴10～15分钟，以出现明显循经感传现象为宜，对侧用同样方法灸疗。

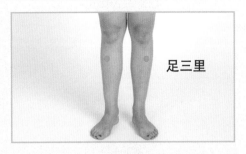

大 椎 化痰祛湿、止咳清肺

定位：位于后正中线上，第七颈椎棘突下凹陷中。

艾灸：将艾灸盒放于穴位上灸治10～15分钟，以皮肤有温热感为宜。

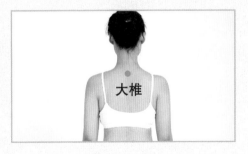

辅助治疗

养生茶

用料：丹参、银杏、决明子。

做法：（1）丹参15克、银杏10克、决明子10克，沸水冲泡；（2）用开水冲泡，每日喝一杯（300～500毫升）。

泡脚包

用料：艾叶10克，紫苏叶5克，川芎5克。

做法：煮20~30分钟，不兑凉水，可先用蒸汽熏蒸脚底和小腿（熏蒸时足浴盆底部置架子，脚放架子上，以免烫伤，盆面上可盖毛巾，保证蒸汽不外泄），待温度合适后取掉架子，泡脚10~15分钟，身体微微出汗即可。

肥 胖

祛湿健脾，改善身体亚健康环境，从根源解决肥胖问题。

随着生活质量的不断提高，肥胖症患者基数越发庞大，肥胖是指当人体摄入热量多于消耗热量时，多余热量以脂肪形式储存于体内，其量超过正常生理需要量，逐渐演变为一组能量过剩状态的代谢综合征。肥胖严重者容易引起高血压、心血管病、肝脏病变、肿瘤、睡眠呼吸暂停等一系列问题。本症状是由于食物摄入量过多或机体代谢改变而导致体内脂肪积聚过多，造成体重过度增长。患有肥胖症的患者应当通过饮食治疗与行为治疗的方式进行，同时配合运动达到控制体重的效果。

穴 位

主要穴位：中脘、丰隆、三阴交、神阙。
辅助穴位：涌泉、足三里。

中 脘 通利肠腑、降浊化湿

定位：位于上腹部，前正中线上，当脐中上 4 寸处。
艾灸：将艾灸盒放于穴位上灸治，以局部皮肤有温热感至局部皮肤潮红透热为宜。

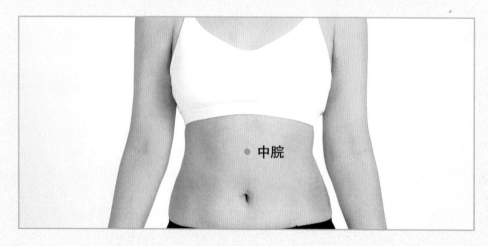

丰 隆 健脾祛湿、化痰清肺

定位：位于小腿前外侧，外踝尖上8寸，条口外，距胫骨前缘二横指（中指中节两端纹头之间的距离为一横指）处。

艾灸：用艾条回旋灸法，以皮肤有温热感为宜，对侧用同样方法灸疗。

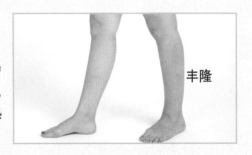

三阴交 健脾利湿、调节肝肾

定位：位于小腿内侧，当足内踝尖上3寸，胫骨内侧缘后方处。

艾灸：艾条温和灸法，以出现明显循经感传现象为宜，对侧用同样方法灸疗。

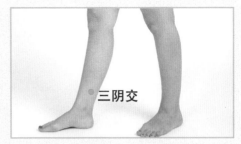

神 阙 健脾益气、补中和胃

定位：位于腹中部，脐中央位置

艾灸：将艾灸盒放于穴位上灸治，以皮肤有温热感为宜。

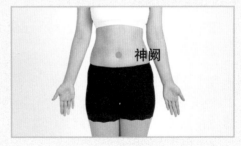

辅助治疗

养生茶

用料：茯苓、桂枝、甘草。

做法：（1）茯苓10克，桂枝6克，甘草3克；（2）煮沸40分钟后即可饮用；3.每日1剂。

泡脚包

用料：艾叶10克，川椒5克。

做法：煮20~30分钟，不兑凉水，可先用蒸汽熏蒸脚底和小腿（熏蒸时足浴盆底部置架子，脚放架子上，以免烫伤，盆面上可盖毛巾，保证蒸汽不外泄），待温度合适后取掉架子，泡脚10~15分钟，身体微微出汗即可。

醉 酒

缓解头痛，醒酒利肝，消除酒精副作用。

当代社会工作、生活应酬不断，它所带来的负面影响就是醉酒，醉酒实际就是急性酒精中毒，由于一次饮入过量的酒精或酒类饮料而导致中枢神经系统由兴奋转为抑制的状态，并对肝、肾、胃、脾、心脏等人体重要脏器造成伤害，严重者可致死亡。饮酒应当适量，且不要空腹饮酒，饮酒前半小时饮用牛奶或酸奶可减少酒精进入血液到达肝脏，饮酒后当视醉酒程度进行处理。

穴 位

主要穴位： 百会、中脘、肝俞。
辅助穴位： 天枢、大椎、神阙、三阴交、足三里、内关。

百 会 清醒神志、复苏厥逆

定位： 位于头部，当前发际正中直上 5 寸，两耳尖连线的中点处。
艾灸： 用艾条雀啄灸法，以局部皮肤有温热感为宜。

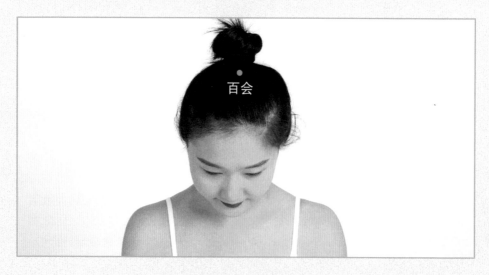

中脘 和胃降逆、止呕健脾

定位：位于上腹部，前正中线上，当脐中上 4 寸处。

艾灸：将艾灸盒放于穴位上灸治，以局部皮肤有温热感至局部皮肤潮红透热为宜。

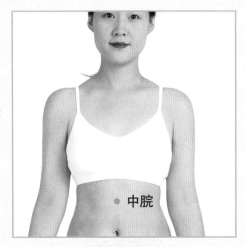

肝俞 疏肝利胆、排毒散结

定位：位于背部，于第九胸椎棘突下，旁开 1.5 寸附近。

艾灸：将艾灸盒放于穴位上灸治，以局部皮肤有温热感至局部皮肤潮红透热为宜。

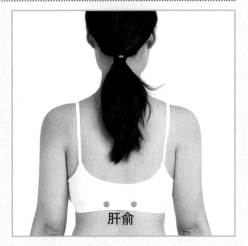

辅助治疗

养生茶

用料：绿豆、蒲公英。

做法：（1）绿豆 20 克，蒲公英 10 克；（2）煮沸 30 分钟即可饮用；（3）每日 1 剂。

泡脚包

用料：艾叶 10 克。

做法：煮沸 20~30 分钟，不兑凉水，待水温合适后泡脚(40 摄氏度左右)，泡 5 分钟即可。

痛 风

清肺利胃，调节体内新陈代谢，根源上根治痛风。

痛风又称"高尿酸血症"，属于关节炎的一种。尿酸过高，尿酸盐结晶沉积在关节、软骨和肾脏中，导致病变常侵犯关节、肾脏等组织引起反复发作性炎性疾病。老中医提醒，痛风患者在艾灸调理同时，应当注意饮食，不吃海鲜（尤其是鱿鱼、墨鱼、虾、螃蟹），少食肉类（尤其动物内脏），经常食用含水分较多的水果和食品，切勿饮酒（尤其是啤酒），饮食以清淡食物为主，适当多饮茶（有助于尿酸排出），最后要保持精神愉悦，并持续运动锻炼，定期检查。

穴 位

主要穴位：曲池、关元、丰隆、足三里。
辅助穴位：大椎、腰阳关、神阙、中脘。

曲 池 清热利湿、通络止痛

定位：位于肘部，肘横纹外侧端，屈肘，当尺泽与肱骨外上髁连线中点处。
艾灸：用艾条回旋灸法，以出现明显循经感传现象为宜，对侧用同样方法灸疗。

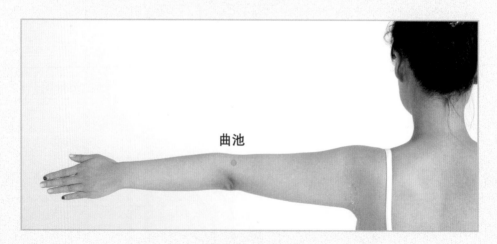

曲池

关元 补肾益气、导赤通淋

定位： 位于下腹部，前正中线上，当脐中下3寸处。

艾灸： 点燃艾灸盒放于穴位上灸治，以局部皮肤有温热感至局部皮肤潮红透热为宜。

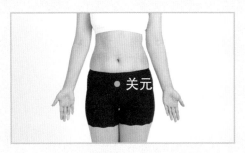

丰隆 祛湿化痰、清肺止痛

定位： 位于小腿前外侧，外踝尖上8寸，条口外，距胫骨前缘二横指（中指中节两端纹头之间的距离为一横指）处。

艾灸： 用艾条回旋灸法，以皮肤有温热感为宜，对侧用同样方法灸疗。

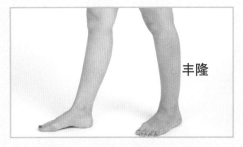

足三里 扶正培元、健脾理气

定位： 位于小腿前外侧，当犊鼻下3寸，距胫骨前缘一横指（中指中节两端纹头之间的距离）处。

艾灸： 用艾条温和灸法灸10～15分钟，以局部皮肤有温热感至局部皮肤潮红透热为宜。

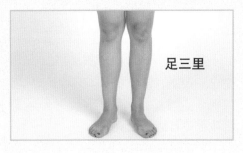

辅助治疗

养生茶

用料：车前草。

做法：（1）车前草9克；（2）煮沸30分钟，即可饮用；（3）每日1剂。

泡脚包

用料：艾叶10克，金银花10克，皂角刺5克。

做法：煮20~30分钟，不兑凉水，可先用蒸汽熏蒸脚底和小腿（熏蒸时足浴盆底部置架子，脚放架子上，以免烫伤，盆面上可盖毛巾，保证蒸汽不外泄），待温度合适后取掉架子，泡脚10~15分钟，身体微微出汗即可。

水 肿

清肺健脾，养肾消肿，祛除体内湿气，从根源根治水肿。

水肿是血管外组织间隙内体液增多，是全身出现气化功能障碍的一种表现，与肺、脾、肾、三焦各脏腑密切相关。治疗水肿要从根源治起，避免其反复发作，日常生活中晚餐尽量要食清淡食物，要注意睡前少喝水，尽量不要趴着睡觉，并保持充足的睡眠。

穴 位

主要穴位：脾俞、水分、三阴交。
辅助穴位：肾俞、太虚。

脾 俞 调理肝脾、清热利湿

定位：位于背部，第十一胸椎棘突下，旁开1.5寸处。

艾灸：点燃艾灸盒放于穴位上灸治10～15分钟，以局部皮肤有温热感至局部皮肤潮红透热为宜。

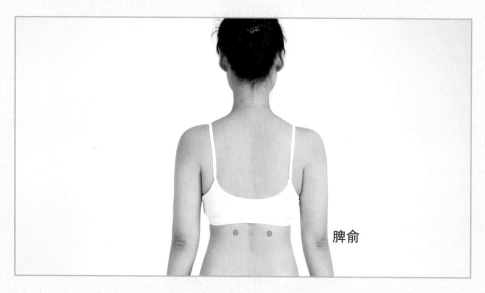

脾俞

水 分 通利水道、利尿行水

定位：位于上腹部，前正中线上，当脐中上1寸处。

艾灸：用艾条隔姜灸法，热力感深入皮肤具灼热感时，可略微提起姜片。

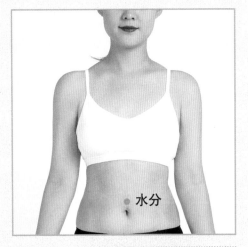

三阴交 健脾利湿、调节肝肾

定位：位于小腿内侧，当足内踝尖上3寸，胫骨内侧缘后方处。

艾灸：用艾条回旋灸法，以局部皮肤有温热感至局部皮肤潮红透热为宜，对侧用同样方法灸疗。

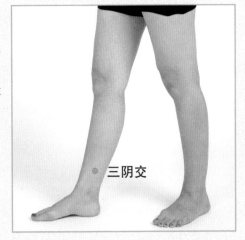

辅助治疗

养生茶

用料：炒薏仁米、泽泻、茯苓。

做法：（1）炒薏仁米30克，泽泻6克，茯苓10克；（2）煮沸30分钟后即可饮用；（3）每日1剂。

泡脚包

用料：艾叶10克，薏仁米5克，玉米须5克。

做法：煮20~30分钟，不兑凉水，可先用蒸汽熏蒸脚底和小腿（熏蒸时足浴盆底部置架子，脚放架子上，以免烫伤，盆面上可盖毛巾，保证蒸汽不外泄），待温度合适后取掉架子，泡脚10~15分钟，身体微微出汗即可。

疝 气

温阳散寒，改善机体环境，有效止痛治疗疝气。

此症状是人体组织或器官一部分离开了原来的部位，通过人体间隙、缺损或薄弱部位进入另一部位的状态，俗称"小肠串气"。疝气多是因为打喷嚏、用力过度、腹部过肥、用力排便、老年腹壁强度退行性病变等原因引起。应积极地治疗咳嗽、便秘等引起腹内压增高的一些疾病；避免久蹲、久坐；加强营养支持治疗，增强腹壁的强度，并经常加强日常体育锻炼。

穴 位

主要穴位：中极、足三里、大敦。
辅助穴位：百会、关元。

中 极 益肾固精、调理冲任

定位：位于下腹部，前正中线上，当脐中下 4 寸处。
艾灸：点燃艾灸盒放于穴位上灸治 10 ~ 15 分钟，以局部皮肤有温热感至局部皮肤潮红透热为宜。

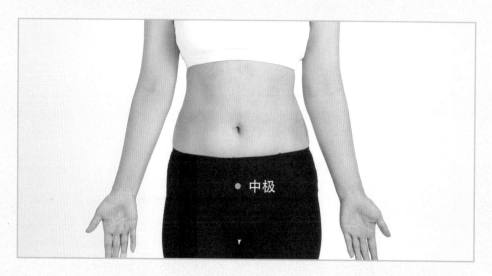

足三里 扶正培元、通经活络

定位： 位于小腿前外侧，当犊鼻下3寸，距胫骨前缘一横指（中指中节两端纹头之间的距离）处。

艾灸： 用艾条温和灸法，以皮肤有温热感为宜，对侧用同样方法灸疗。

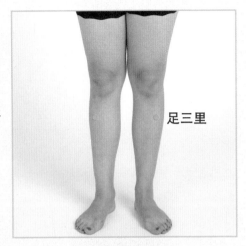

足三里

大 敦 疏肝理气、消肿散结

定位： 位于足大趾末节外侧，距趾甲角0.1寸（指寸）处。

艾灸： 用艾条温和灸法，以局部皮肤有温热感至局部皮肤潮红透热为宜，对侧用同样方法灸疗。

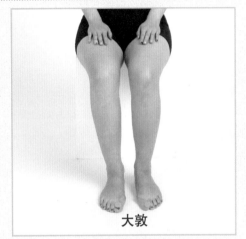

大敦

辅助治疗

养生茶

用料：大茴香、小茴香、荔枝核、红糖。

做法：（1）大、小茴香各3克，荔枝核5克，红糖适量；（2）将大小茴香、荔枝核研细粉，沸水冲泡10分钟，加入适量红糖，即可饮用；（3）每日1剂。

泡脚包

用料：艾叶10克，桂枝10克。

做法：煮20~30分钟，不兑凉水，可先用蒸汽熏蒸脚底和小腿（熏蒸时足浴盆底部置架子，脚放架子上，以免烫伤，盆面上可盖毛巾，保证蒸汽不外泄），待温度合适后取掉架子，泡脚10~15分钟，身体微微出汗即可。

甲亢

消除亢进，稳定代谢，通过调节体内环境治疗甲亢。

甲亢全称甲状腺功能亢进，本病是由于甲状腺激素分泌增多，造成身体机能各系统的兴奋和代谢亢进。主要表现为：多食、消瘦、畏热、好动、多汗、失眠、激动、易怒等高代谢症候群。由于神经和循环系统的兴奋，会出现不同程度的甲状腺肿大和眼突、手颤等特征。

老中医提醒，甲亢多因情绪不稳所致，所以日常须调畅情志，工作期间需要劳逸结合。由于甲亢病人基础代谢率增高，能量消耗增多，饮食宜高热量、高维生素、足够的蛋白质和糖类淀粉为主食。多食新鲜蔬果，远离含碘食物，甲亢患者平时需要保护眼睛。

穴位

主要穴位： 关元、膻中、中脘。
辅助穴位： 肾俞、天突。

关元 益气养血、行气化痰

定位： 位于下腹部，前正中线上，当脐中下3寸处。
艾灸： 点燃艾灸盒放于穴位上灸治，以局部皮肤有温热感至局部皮肤潮红透热为宜。

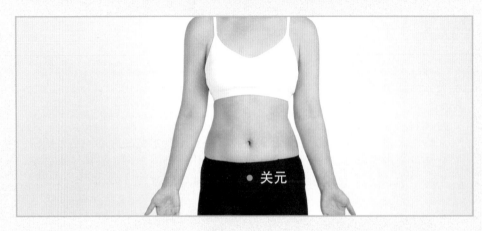

膻 中 行气活血、化痰散结

定位：位于胸部，当前正中线上，平第四肋间，两乳头连线的中点。
艾灸：用艾条温和灸法，以局部皮肤有温热感至局部皮肤潮红透热为宜。

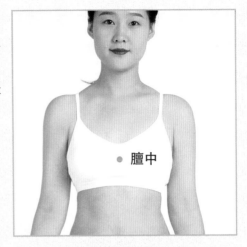

中 脘 健脾和胃、化湿降逆

定位：位于上腹部，前正中线上，当脐中上4寸处。
艾灸：点燃艾灸盒放于穴位上，以局部皮肤有温热感至局部皮肤潮红透热。

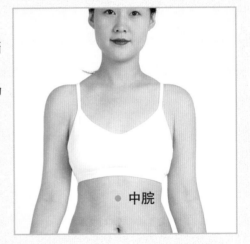

辅助治疗

养生茶

用料：茉莉花、金银花。

做法：（1）茉莉花5克，金银花5克；（2）沸水冲泡后即可饮用；（3）每日1剂。

泡脚包

用料：艾叶10克，夏枯草10克。

做法：煮20~30分钟，不兑凉水，可先用蒸汽熏蒸脚底和小腿（熏蒸时足浴盆底部置架子，脚放架子上，以免烫伤，盆面上可盖毛巾，保证蒸汽不外泄），待温度合适后取掉架子，泡脚10~15分钟，身体微微出汗即可。

地方性甲状腺肿大

消肿活血，行气活络，调理机体环境治疗疾病。

地方性甲状腺肿大是碘缺乏病的主要表现之一。碘是甲状腺合成甲状腺激素的重要原料之一，碘缺乏时合成甲状腺激素不足，就会引起垂体分泌过量的促甲状腺素，刺激甲状腺增生肥大，甲状腺长期在促甲状腺素刺激下会出现增生或区域萎缩、出血、纤维化和钙化，也可出现自主性功能增高。地方性甲状腺肿大可通过日常烹调使用加碘盐来缓和，患者也可通过碘油注射和服用碘剂及甲状腺素替代药物来治疗，严重者须手术治疗，通过艾灸进行消肿活血行气，可有效改善碘缺乏症。

穴 位

主要穴位：天突、丰隆、合谷。
辅助穴位：足三里、曲池。

天 突 理气化痰、清咽开音

定位：位于颈部，当前正中线上，胸骨上窝中央。
艾灸：用艾条回旋灸法，以局部皮肤有温热感至局部皮肤潮红透热为宜。

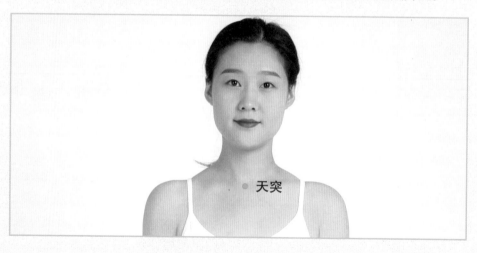

丰 隆 化痰祛湿、清明神志

定位： 位于小腿前外侧，外踝尖上 8 寸，条口外，距胫骨前缘二横指（中指中节两端纹头之间的距离为一横指）处。

艾灸： 用艾条回旋灸法，以出现明显循经感传现象为宜，对侧用同样方法灸疗。

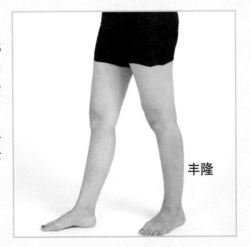

丰隆

合 谷 行气活血、消肿散结

定位： 位于手背第一、二掌间，当第二掌骨桡侧的中点处。

艾灸： 用艾条温和灸法，以局部皮肤有温热感至局部皮肤潮红。

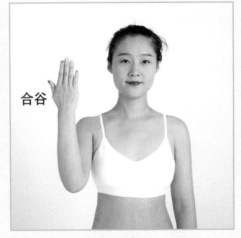

合谷

辅助治疗

养生茶

　　用料：菊花、金银花、麦冬。

　　做法：（1）菊花 5 克，金银花 5 克，麦冬 10 克；（2）先将麦冬煮沸 30 分钟后，取药液备用；（3）用煎煮好的药液冲泡菊花、金银花后即可饮用；（4）每日 1 剂。

泡脚包

　　用料：艾叶 10 克，昆布 5 克，猫抓草 5 克。

　　做法：煮 20~30 分钟，不兑凉水，可先用蒸汽熏蒸脚底和小腿（熏蒸时足浴盆底部置架子，脚放架子上，以免烫伤，盆面上可盖毛巾，保证蒸汽不外泄），待温度合适后取掉架子，泡脚 10~15 分钟，身体微微出汗即可。

第四章
循环系统常见病的艾灸治疗

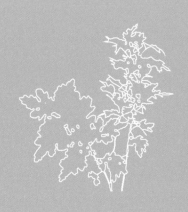

贫 血

贫血是指人体外周红细胞容量减少，低于正常范围下限的一种常见的临床症状。患者主要表现为感觉疲倦、缺乏耐力、脸色苍白、呼吸短促、眩晕、头痛、心理忧郁等，都是因贫血致神经组织损害的常见症状。贫血的预防与治疗可选择食补或药物补铁，较轻症状时，可以通过食补方式补铁。情况较为严重时须通过药物进行治疗。日常生活中多注意铁元素的摄入，辅以艾灸理疗、增强铁元素吸收，可有效控制治疗体内铁元素不足造成的贫血。

穴 位

主要穴位： 气海、血海、足三里。
辅助穴位： 三阴交、关元。

气 海 益气助阳、补气理气

定位： 位于下腹部，前正中线上，当脐中下 1.5 寸处。
艾灸： 点燃艾灸盒放于穴位上灸治 10 ～ 15 分钟，以局部皮肤有温热感至局部皮肤潮红透热为宜。

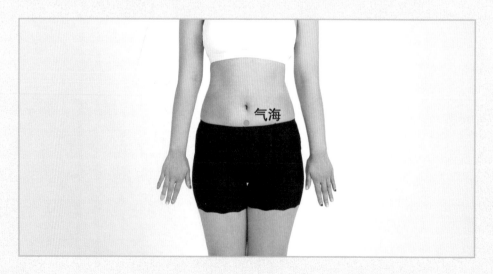

血 海 健脾化湿、调经统血

定位：屈膝在大腿内侧，髌底内侧端上2寸，当肱四头肌内侧头的隆起处。

艾灸：用艾条悬灸法，以皮肤有温热感为宜，对侧用同样方法灸疗。

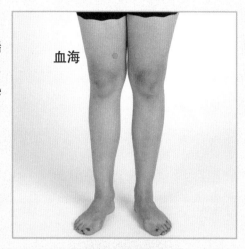

足三里 生气补血、扶正补虚

定位：位于小腿前外侧，当犊鼻下3寸，距胫骨前缘一横指（中指中节两端纹头之间的距离）处。

艾灸：用艾条悬灸法，以出现明显循经感传现象为宜，对侧用同样方法灸疗。

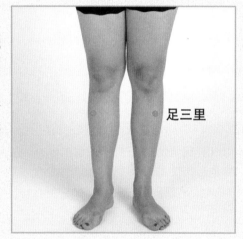

辅助治疗

养生茶

　　用料：红枣、西洋参、枸杞、红糖。

　　做法：（1）红枣5颗，西洋参5克，枸杞3克；（2）将红枣、西洋参、枸杞煮沸30分钟后，加入适量红糖，即可饮用；（3）每日1剂。

泡脚包

　　用料：艾叶10克，当归10克。

　　做法：煮20~30分钟，不兑凉水，可先用蒸汽熏蒸脚底和小腿（熏蒸时足浴盆底部置架子，脚放架子上，以免烫伤，盆面上可盖毛巾，保证蒸汽不外泄），待温度合适后取掉架子，泡脚10~15分钟，身体微微出汗即可。

头 痛

　　头痛是临床常见的病症。痛感有轻有重，疼痛时间也长短不一，形式也各不相同。常见的症状有胀痛、闷痛、撕裂痛、针刺痛、部分血管搏动感及头部紧箍感，以及发热、恶心、呕吐、头晕、食欲不振、肢体困重等症状。头痛的发病原因有很多，如神经痛、颅内病变、脑血管疾病、五官疾病等均可导致头痛。头痛时，以艾灸灸穴达到通络止痛的效果，可有效缓解头痛症状。

穴 位

　　主要穴位：率谷、太阳、天柱。
　　辅助穴位：合谷、风池。

率 谷　疏风活络、镇惊止痛

定位：位于头部，当耳尖直上入发际 1.5 寸，角孙直上方处。
艾灸：用艾条回旋灸法，以热力直达病所为宜，对侧用同样方法灸疗。

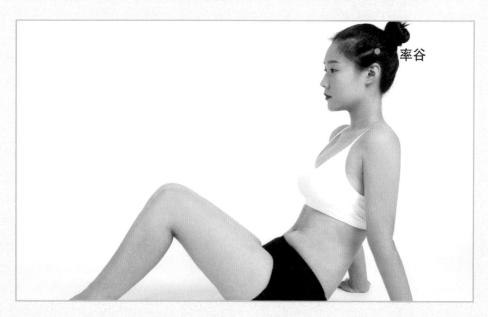

率谷

太阳穴 清肝明目、通络止痛

定位：位于颞部，当眉梢与目外眦之间，向后约一横指的凹陷处。

艾灸：用艾条回旋灸法，以皮肤有温热感为宜，对侧用同样方法灸疗。

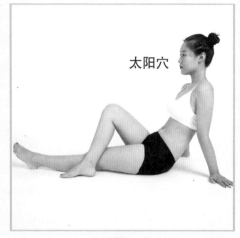

太阳穴

天 柱 祛风解表、清头明目

定位：位于颈部大筋（斜方肌）外缘之后发际凹陷中，约当后发际正中旁开1.3寸。

艾灸：用艾条回旋灸法，以皮肤有温热红晕为宜，对侧用同样方法灸疗。

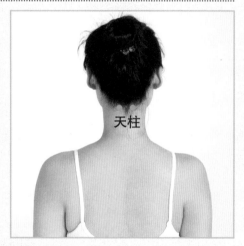

天柱

辅助治疗

养生茶

用料：刀豆根、红茶。

做法：（1）刀豆根9克，红茶5克；（2）煮沸30分钟后即可饮用；（3）每日1剂。

泡脚包

用料：艾叶10克，桑叶10克。

做法：煮20~30分钟，不兑凉水，可先用蒸汽熏蒸脚底和小腿（熏蒸时足浴盆底部置架子，脚放架子上，以免烫伤，盆面上可盖毛巾，保证蒸汽不外泄），待温度合适后取掉架子，泡脚10~15分钟，身体微微出汗即可。

偏头痛

偏头痛是临床最常见的原发性头痛类型，是一种常见的慢性神经血管性疾病，临床以发作性中重度搏动样头痛为主要表现，头痛多为偏侧，可伴有恶心、呕吐等症状，多起病于儿童期和青春期，中年期达发病高峰，常有遗传背景。另外一些环境和精神因素如紧张、过劳、情绪激动、睡眠过度均可导致偏头痛。由于偏头痛属于常见高发病，平日须以艾灸灸穴活血通络，通过刺激穴位达到缓解偏头痛消除不适并改善身体环境，逐渐治愈此病。

穴 位

主要穴位：百会、头维、风池。
辅助穴位：率谷、至阳。

百 会 清醒神志、升阳固脱

定位：位于头部，当前发际正中直上5寸，两耳尖连线的中点处。
艾灸：用艾条回旋灸法，以皮肤有温热感为宜。

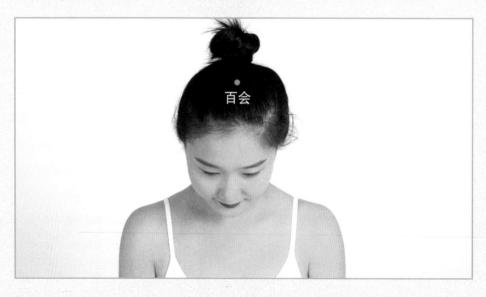

头维 祛风止痛、活血通络

定位：位于头侧部，当额角发际上 0.5 寸，头正中线旁 4.5 寸。

艾灸：用艾条回旋灸法，以皮肤有温热感为宜，对侧用同样方法灸疗。

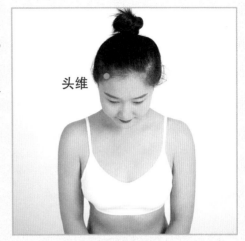

头维

风池 疏风醒脑、清热开窍

定位：位于后颈部，后头骨下，与耳垂齐平，胸锁乳突肌与斜方肌上端之间的凹陷处。

艾灸：用艾条回旋灸法，以热力深入体内直达病所为宜，对侧用同样方法灸疗。

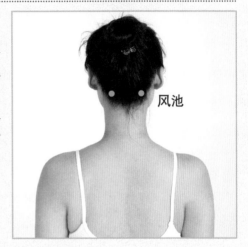

风池

辅助治疗

养生茶

用料：菊花、龙井。

做法：（1）菊花 3 克，龙井 3 克；（2）沸水冲泡后即可饮用；（3）每日 1 剂。

泡脚包

用料：桂枝 10 克，羌活 10 克。

做法：煮 20~30 分钟，不兑凉水，可先用蒸汽熏蒸脚底和小腿（熏蒸时足浴盆底部置架子，脚放架子上，以免烫伤，盆面上可盖毛巾，保证蒸汽不外泄），待温度合适后取掉架子，泡脚 10~15 分钟，身体微微出汗即可。

低血压

低血压指体循环动脉压力低于正常状态而引起的一系列症状，部分人群无明显症状。病情轻微者可有头晕、头痛、食欲不振、疲劳、脸色苍白等。严重者会出现直立性眩晕、四肢冰凉、心律失常等症状。低血压需要长期调理才能有所改善，日常生活需要合理搭配饮食，养成健康饮食习惯。应多注意日常锻炼，脑力劳动者需要避免用脑过度，让自己保持轻松。通过艾灸补肝补肾调理血压，可以较快地消除低血压症状。

穴位

主要穴位：气海、膈俞、足三里。
辅助穴位：肾俞。

气海 补气理气、益气助阳

定位：位于下腹部，前正中线上，当脐中下 1.5 寸处。
艾灸：点燃艾灸盒放于穴位上灸治，以局部皮肤有温热感至局部皮肤潮红透热为宜。

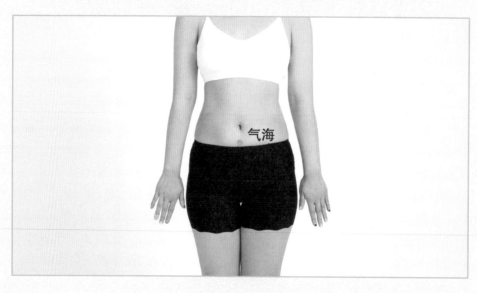

膈俞 活血通脉、养血合营

定位：位于背部，当第七胸椎棘突下，旁开 1.5 寸处。

艾灸：点燃艾灸盒放于穴位上灸治，以皮肤有温热红晕为宜。

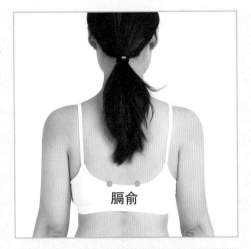

膈俞

足三里 补中益气、通经活络

定位：位于小腿前外侧，当犊鼻下 3 寸，距胫骨前缘一横指（中指中节两端纹头之间的距离）处。

艾灸：用艾条悬灸法，以出现明显循经感传现象为宜，对侧用同样方法灸疗。

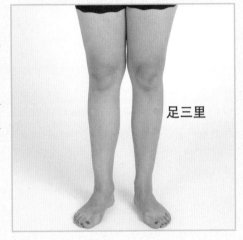

足三里

辅助治疗

养生茶

用料：枸杞子、大枣、红茶。

做法：（1）枸杞子 3 克，大枣 5 颗，红茶 3 克；（2）煮沸 30 分钟后即可饮用；（3）每日 1 剂。

泡脚包

用料：艾叶 10 克，当归 10 克，生姜 5~6 片。

做法：煮 20~30 分钟，不兑凉水，可先用蒸汽熏蒸脚底和小腿（熏蒸时足浴盆底部置架子，脚放架子上，以免烫伤，盆面上可盖毛巾，保证蒸汽不外泄），待温度合适后取掉架子，泡脚 10~15 分钟，身体微微出汗即可。

高血压

　　高血压病是以动脉血压升高为主要临床表现的慢性全身性血管性疾病，血压高于140/90毫米汞柱即可诊断为高血压。本病早期无明显症状，部分患者会出现头晕、头痛、心悸、失眠、耳鸣、乏力、颜面潮红或肢体麻木等不适症状。中医认为本病多因精神过度紧张、饮酒过度、嗜食肥甘厚味等所致。

　　老中医提醒，高血压附带症状十分严重，需要通过日常调理对血压进行控制，通过艾灸补肝补肾提高机体免疫力，降血压的同时，每日减少钠盐摄入量（每人每日食盐摄入量逐步降至低于6克），增加膳食中钾摄入量（如新鲜蔬菜、水果和豆类等），合理调配膳食，多食新鲜蔬果与富含食用纤维的全谷物、植物来源的蛋白质等，控制体重，彻底戒除烟酒，减轻自身精神压力，保持心态平衡，保持每日运动。

穴 位

主要穴位：足三里、太冲、涌泉。
辅助穴位：内关、神阙。

足三里 降化气机、通经活络

定位：位于小腿前外侧，当犊鼻下3寸，距胫骨前缘一横指（中指中节两端纹头之间的距离）处。
艾灸：用艾条悬灸法，以皮肤有温热红晕为宜，对侧用同样方法灸疗。

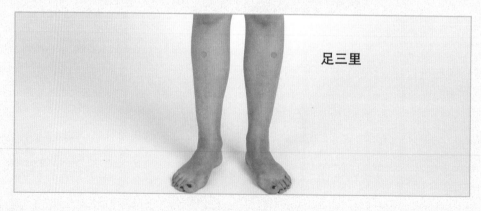

足三里

太冲 降低血压、清肝泻火

定位：位于足背侧，当第一跖骨间隙的后方凹陷处。

艾灸：用艾条温和灸法，以出现明显循经感传现象为宜，对侧用同样方法灸疗。

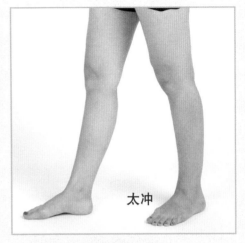

太冲

涌泉 平降肝阳、滋阴潜阳

定位：位于足底前部二、三趾趾缝纹头与足跟连线前中 1/3 交点上。

艾灸：用艾条温和灸法灸 10～15 分钟，以皮肤有温热感为宜，对侧用同样方法灸疗。

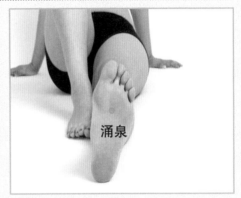

涌泉

辅助治疗

养生茶

　　用料：槐花、荷叶。

　　做法：（1）槐花 3 克，荷叶 5 克；（2）沸水冲泡后即可饮用；（3）每日 1 剂。

泡脚包

　　用料：艾叶 10 克，菊花 5 克，枸杞子 3 克，桑枝 3 克。

　　做法：煮 20~30 分钟，不兑凉水，可先用蒸汽熏蒸脚底和小腿（熏蒸时足浴盆底部置架子，脚放架子上，以免烫伤，盆面上可盖毛巾，保证蒸汽不外泄），待温度合适（40~50 摄氏度，温度不要太高）后取掉架子，泡脚 10~15 分钟，身体微微出汗即可。

冠心病

冠心病是由冠状动脉发生粥样硬化，导致心肌缺血的疾病，是中老年人心血管疾病中最常见的一种。在临床上冠心病主要特征为心绞痛、心律不齐、心肌梗死及心力衰竭等，冠心病需要平日多加注意预防，须均衡饮食，避免肥厚油腻食物摄入，多吃蔬果，保持作息规律，平日多加以运动，并且需要定期体检。日常艾灸调理可以畅通心脉、强健体质来起到治疗作用。

穴 位

主要穴位：膻中、通里、内关、丰隆。
辅助穴位：心俞为宜。

膻 中 活血化瘀、宽胸理气

定位：位于胸部，当前正中线上，平第四肋间，两乳头连线的中点。
艾灸：用艾条悬灸法，以局部皮肤有温热感至局部皮肤潮红透热。

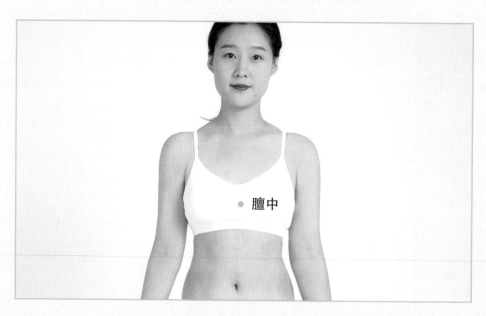

膻中

通里 通经活络、调理心气

定位：位于前臂掌侧，当尺侧腕屈肌腱的桡侧缘，腕横纹上1寸处。

艾灸：用艾条回旋灸，以皮肤有温热感为宜，对侧用同样方法灸疗。

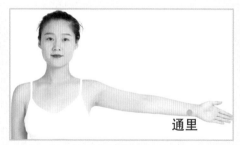

通里

内关 宁心安神、理气宽胸

定位：位于前臂掌侧，曲泽与大陵的连线上，腕横纹上2寸，掌长肌腱与桡侧腕屈肌腱之间处。

艾灸：用艾条悬灸法，以皮肤有温热感为宜，对侧用同样方法灸疗。

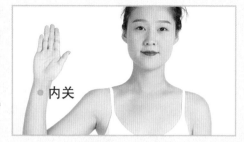

内关

丰隆 化痰降逆、健脾祛湿

定位：位于小腿前外侧，外踝尖上8寸，条口外，距胫骨前缘二横指（中指中节两端纹头之间的距离为一横指）处。

艾灸：用艾条温和灸法，以出现明显循经感传现象为宜，对侧用同样方法灸疗。

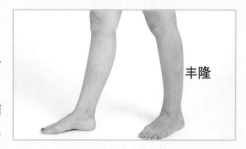

丰隆

辅助治疗

养生茶

　　用料：杭菊花、枸杞。

　　做法：（1）杭菊花3克，枸杞3克；（2）沸水冲泡后即可饮用；（3）每日1剂。

泡脚包

　　用料：艾叶10克，银杏叶10克。

　　做法：煮20~30分钟，不兑凉水，可先用蒸汽熏蒸脚底和小腿（熏蒸时足浴盆底部置架子，脚放架子上，以免烫伤，盆面上可盖毛巾，保证蒸汽不外泄），待温度合适（40~50摄氏度，温度不要太高）后取掉架子，泡脚10~15分钟，身体微微出汗即可。

心律失常

心律失常在中医里属于"心悸"范畴，心悸发生时，患者自觉心跳快而强，并伴有胸痛、胸闷、喘息、头晕和失眠等症状。引起心律失常的生理性因素有：运动、情绪激动、饮酒、冷热刺激等，去除诱因后可自行缓解。此外冠心病、高血压、高血脂、心肌炎等均可引起心律失常，因此要积极治疗原发病。

心律失常患者要保持良好的生活习惯，保证充足睡眠，居住选择清净环境。日常工作劳逸结合，经常锻炼，保持正常体重勿暴饮暴食，多食蔬果，清淡饮食。须注意季节交替带来的诱病影响，重要的是时刻保持精神状态良好。艾灸可以平衡心跳，治疗头晕，能从根源治疗心律失常。

穴 位

主要穴位：内关、心俞、公孙。
辅助穴位：三阴交、膻中。

内 关　理气镇痛、宁心安神

定位：位于前臂掌侧，曲泽与大陵的连线上，腕横纹上2寸，掌长肌腱与桡侧腕屈肌腱之间处。
艾灸：用艾条温和灸法，以皮肤有温热感为宜，对侧用同样方法灸疗。

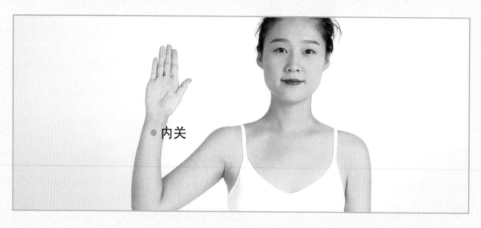

● 内关

心俞 理气调血、宁心安神

定位：位于背部，当第五胸椎棘突下旁开 1.5 寸处。

艾灸：点燃艾灸盒放于穴位上灸治，以热力直达病所至局部皮肤潮红透热。

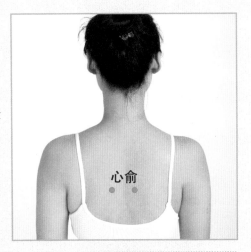

公孙 清醒神志、调理冲任

定位：位于足内侧缘，第一跖骨基底部的前下方，赤白肉际处。

艾灸：用艾条悬灸法，以热力感深入皮肤至穴位皮肤潮红透热为宜，对侧用同样方法灸疗。

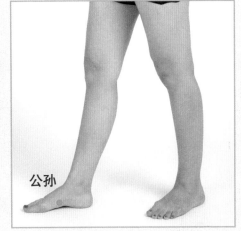

辅助治疗

养生茶

用料：灵芝、炙甘草。

做法：（1）灵芝 10 克，炙甘草 10 克；（2）煮沸 40 分钟后即可饮用；（3）每日 1 剂。

泡脚包

用料：女贞子 10 克，黄芪 10 克。

做法：煮 20~30 分钟，不兑凉水，可先用蒸汽熏蒸脚底和小腿（熏蒸时足浴盆底部置架子，脚放架子上，以免烫伤，盆面上可盖毛巾，保证蒸汽不外泄），待温度合适（40~50 摄氏度，温度不要太高）后取掉架子，泡脚 10~15 分钟，身体微微出汗即可。

中风后遗症

　　中风是突然口眼歪斜，言语含糊不清，肢体出现运动障碍，伴有半身不遂、不省人事为特征的疾病。中医认为本病多因平素气血虚衰，在心、肝、肾三经阴阳失调的情况下，情志郁结，起居失宜所致。临床实践证明：穴位疗法对中风后遗症患者有很好的疗效，可有效改善口眼歪斜、偏瘫等症状，艾灸疗法属于穴位疗法，可作为首选有效的治疗手段。日常注意季节交替变换，尤其是夏转秋冬之时多发。同时情绪切勿波动过大，保持心态平稳，切勿过度疲劳和用力过猛。日常饮食切勿过饱，保持少食多餐，合理饮食。

穴 位

　　主要穴位：风门、神阙、关元、足三里。
　　辅助穴位：风池。

风 门 调理气机、宣肺通气

定位：位于背部，于第二胸椎棘突下，旁开1.5寸处。
艾灸：点燃艾灸盒放于穴位上灸治，以局部皮肤有温热感至局部皮肤潮红透热为宜。

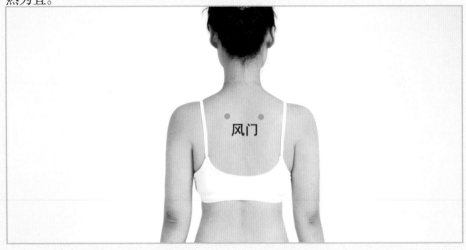

神阙 回阳固脱、温肾壮阳

定位：位于腹中部，脐中央位置。

艾灸：点燃艾灸盒放于穴位上灸治，以局部皮肤有温热感至局部皮肤潮红透热为宜。

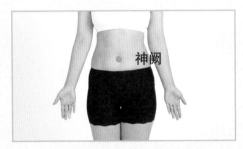

关 元 培肾固本、补气回阳

定位：位于下腹部，前正中线上，当脐中下3寸处。

艾灸：点燃艾灸盒放于穴位上灸治，以皮肤有温热感为宜。

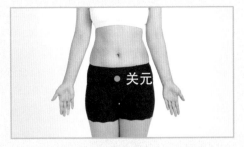

足三里 通经活络、扶正培元

定位：位于小腿前外侧，当犊鼻下3寸，距胫骨前缘一横指（中指中节两端纹头之间的距离）处。

艾灸：用艾条悬灸法，以出现明显循经感传现象为宜，对侧用同样方法灸疗。

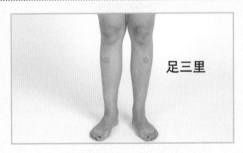

辅助治疗

养生茶

用料：夏枯草、决明子。

做法：（1）夏枯草10克，决明子10克；（2）煮沸30分钟后饮用；（3）每日1剂。

泡脚包

用料：路路通5克，伸筋草5克，木瓜5克。

做法：煮20~30分钟，不兑凉水，可先用蒸汽熏蒸脚底和小腿（熏蒸时足浴盆底部置架子，脚放架子上，以免烫伤，盆面上可盖毛巾，保证蒸汽不外泄），待温度合适后取掉架子，泡脚10~15分钟，身体微微出汗即可。

血栓闭塞性脉管炎

血栓闭塞性脉管炎是一种慢性、持续性、进行性的血管节段性炎症，是指血管炎症病变处形成血栓，导致血管腔闭塞的病症。病变主要累积于四肢远端的中、小动脉及静脉，以下肢病变最为常见，本病多见于青壮年，好发于下肢。随着病情发展可出现间歇性跛行及雷诺现象，夜间疼痛加剧，足趾疼痛剧烈，皮肤发绀，进而趾端溃疡或坏疽而发黑，逐渐向近心端蔓延。通过艾灸治疗疏通经络，有效缓解头痛，从根源治疗疗效快。

穴 位

主要穴位：肾俞、冲阳、八风。
辅助穴位：太渊、关元、足三里。

肾 俞 强腰利水、益肾助阳

定位：位于腰部，当第二腰椎棘突下旁开 1.5 寸处。
艾灸：点燃艾灸盒放于穴位上灸治，以局部皮肤有温热感至局部皮肤潮红透热为宜。

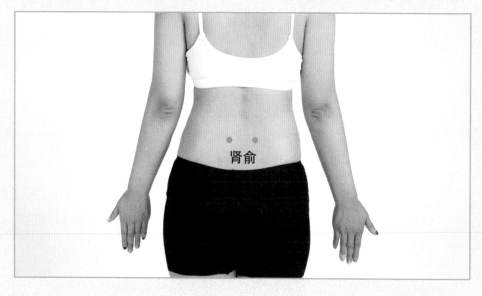

冲阳 化瘀止痛、通行气血

定位：位于足背最高处，当拇长伸肌腱与趾长伸肌腱之间，足背动脉搏动处。

艾灸：用艾条回旋灸法，以皮肤有温热感为宜，对侧用同样方法灸疗。

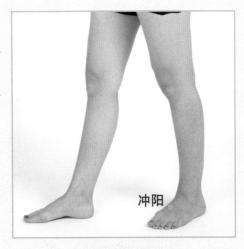

冲阳

八 风 清热解毒、活血通络

定位：位于足背侧，第一至第五趾间，趾蹼缘后方赤白肉际出，一侧四穴，左右共八穴。

艾灸：用艾条回旋灸法，以热力直达病所至局部皮肤潮红透热为宜，对侧用同样方法灸疗。

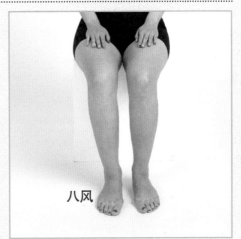

八风

辅助治疗

养生茶

　　用料：山楂、菖蒲。

　　做法：（1）山楂10克，菖蒲10克；（2）沸水煮开30分钟即可饮用；（3）每日1剂。

泡脚包

　　用料：桃仁10克，红花3克，桂枝5克，独活5克。

　　做法：煮20~30分钟，不兑凉水，可先用蒸汽熏蒸脚底和小腿（熏蒸时足浴盆底部置架子，脚放架子上，以免烫伤，盆面上可盖毛巾，保证蒸汽不外泄），待温度合适后取掉架子，泡脚10~15分钟，身体微微出汗即可。

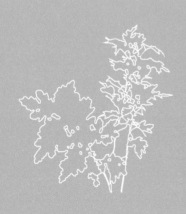

第五章
运动系统常见病的艾灸治疗

落 枕

　　感到项背部明显酸痛，颈部活动受限，可认定为落枕。落枕是一种常见病，多发于青壮年，以冬春季多见。落枕多因睡卧时体位不当所致，造成颈部肌肉损伤，或颈部受风寒，或外伤致经络不通，气血凝滞，筋脉拘急而成。中医治疗落枕的方法有很多，都是通过各种手法（如艾灸、推拿、针灸、热敷等）对相关穴位处理而起到治疗的作用，最常用的就是艾灸，可以有效地缓解落枕疼痛，缓和病情起到治疗作用。落枕本身有自愈的趋向，只要及时采取治疗措施，症状是可以很快消失的。

穴 位

　　主要穴位：大椎、天柱、外劳宫。
　　辅助穴位：肩中俞、肩外俞、悬钟。

大 椎　舒筋通络、祛风散寒

定位：位于后正中线上，第七颈椎棘突下凹陷中。
艾灸：用艾条回旋灸法，以热力直达病所至局部皮肤潮红透热为宜。

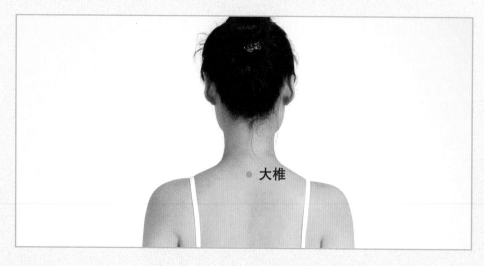

大椎

天　柱 祛风止痛、舒筋活络

定位：位于颈部大筋（斜方肌）外缘之后发髻凹陷中，约当后发髻中旁开1.3寸。

艾灸：用艾条雀啄灸法，以出现明显循经感传现象为宜。

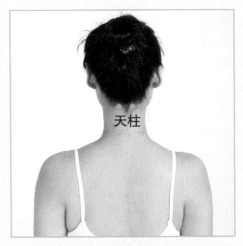

外劳宫 解痉镇痛、活血通络

定位：位于手背侧，当第二、三掌骨之间，掌指关节后0.5寸。

艾灸：用艾条回旋灸法，以出现明显循经感传现象为宜。

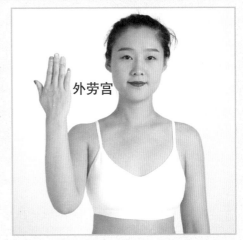

辅助治疗

养生茶

用料：葛根、甘草、白芍。

做法：（1）葛根10克，甘草8克，白芍8克；（2）煮沸40分钟后饮用；（3）每日1剂。

泡脚包

用料：红花3克，苏木10克，百部5克。

做法：煮20~30分钟，不兑凉水，可先用蒸汽熏蒸脚底和小腿（熏蒸时足浴盆底部置架子，脚放架子上，以免烫伤，盆面上可盖毛巾，保证蒸汽不外泄），待温度合适后取掉架子，泡脚10~15分钟，身体微微出汗即可。

颈椎病

近年来颈椎病越来越趋于年轻化，多因久坐姿势不正确导致。颈椎病因颈椎骨、椎间盘及其周围纤维结构损害，致使颈椎间隙变窄，关节囊松弛，内平衡失调的颈椎综合征。颈椎病的临床症状较为复杂。主要有颈背疼痛、上肢无力、手指发麻、下肢乏力、行走困难、头晕、恶心、呕吐，甚至视物模糊、心动过速及吞咽困难等。颈椎病患者需要注意生活工作习惯，保持正确坐姿，腰背坐直。工作学习一段时间后需要眺望远方活动活动来缓解疲劳。秋冬季节注意颈部保暖，平日休息睡眠应选择合适的枕头。通过日常艾灸，舒筋活络，消除不适感并可以有效舒缓颈椎压力。

穴 位

主要穴位： 风池、肩髃、天宗、曲池。
辅助穴位： 大杼、大椎、肩井。

风 池 祛风通络、清热止痛

定位： 位于后颈部，后头骨下，与耳垂齐平，胸锁乳突肌与斜方肌上端之间的凹陷处。
艾灸： 用艾条温和灸法，以皮肤有温热感为宜，对侧用同样方法灸疗。

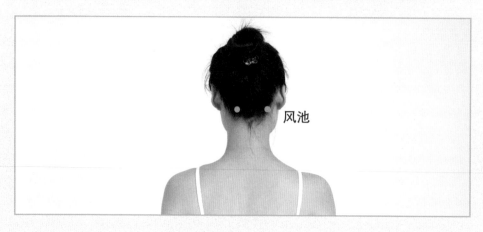

风池

肩 髃 通经活络、止痛醒脑

定位：位于臂外侧，三角肌上，臂外展或向前平伸时，当肩峰前下方凹陷处。

艾灸：用艾条温和灸法，以出现明显循经感传现象为宜，对侧用同样方法灸疗。

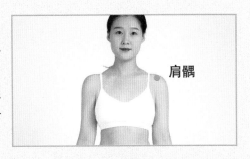

天 宗 理气消肿、舒筋活络

定位：在肩胛部，当冈下窝中央凹陷处，与第四胸椎相平。

艾灸：用艾条雀啄灸法，以局部皮肤有温热感至局部皮肤潮红透热，对侧用同样方法灸疗为宜。

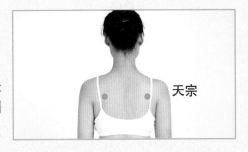

曲 池 清热利湿、通络止痛

定位：位于肘部，肘横纹外侧端，屈肘，当尺泽与肱骨外上髁连线中点处。

艾灸：用艾条温和灸法，以皮肤有温热红晕为宜，对侧用同样方法灸疗。

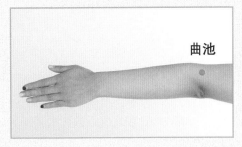

辅助治疗

养生茶

　　用料：炒薏仁米、杜仲、枸杞。

　　做法：（1）炒薏仁米 30 克，杜仲 10 克，枸杞 3 克；（2）煮沸 30 分钟后饮用；（3）每日 1 剂。

泡脚包

　　用料：桂枝 10 克，白芍 5 克，防风 5 克，桑枝 5 克。

　　做法：煮 20~30 分钟，不兑凉水，可先用蒸汽熏蒸脚底和小腿（熏蒸时足浴盆底部置架子，脚放架子上，以免烫伤，盆面上可盖毛巾，保证蒸汽不外泄），待温度合适后取掉架子，泡脚 10~15 分钟，身体微微出汗即可。

肩周炎

肩周炎是肩部关节囊和关节周围软组织的一种退行性炎症慢性疾患。主要临床表现为患肢肩关节疼痛，昼轻夜重，活动受限，日久肩关节肌肉可出现废用性萎缩。中医认为本病多由气血不足，营卫不固，风、寒、湿之邪气侵袭肩部经络，致使筋脉收引，气血运行不畅而成，或因外伤劳损筋脉所致。目前，对肩周炎主要是保守治疗。艾灸治疗可以舒筋活骨，补血活络，从致病根源进行治疗养护。

穴 位

主要穴位：天宗、肩髃、肩贞、曲池 。
辅助穴位：尺泽、肩井。

天 宗 舒筋活络、理气消肿

定位：位于肩胛部，当冈下窝中央凹陷处，与第四胸椎相平。
艾灸：用艾条隔姜灸法，以皮肤有温热感为宜，对侧用同样方法灸疗。

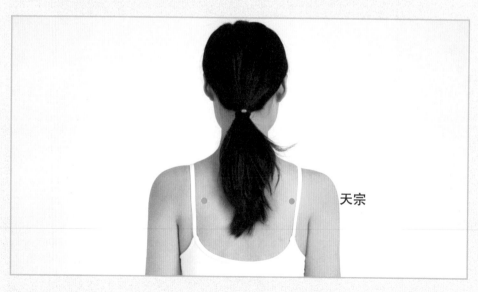

天宗

肩髃 祛湿通络、止痛醒脑

定位: 位于臂外侧,三角肌上,臂外展或向前平伸时,当肩峰前下方凹陷处。

艾灸: 用艾条回旋灸法,以出现明显循经感传现象为宜,对侧用同样方法灸疗。

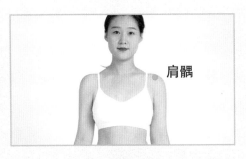

肩髃

肩贞 舒筋通络、祛风散寒

定位: 位于肩关节后下方,臂内收时,腋后纹头上1寸(指寸)处。

艾灸: 用艾条回旋灸法,以热力感直达病所深入皮肤至穴位皮肤潮红透热为宜,对侧用同样方法灸疗。

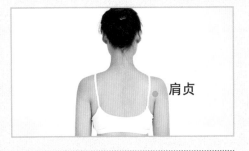

肩贞

曲池 清热利湿、通络止痛

定位: 位于肘部,肘横纹外侧端,屈肘,当尺泽与肱骨外上髁连线中点处。

艾灸: 用艾条隔姜灸法,以皮肤有温热感为宜。

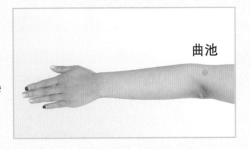

曲池

辅助治疗

养生茶

用料:山楂、玫瑰花、枸杞子、茉莉花。

做法:(1)山楂10克,玫瑰花10克,枸杞子3克,茉莉花5克;(2)先将山楂、玫瑰花、枸杞子煮沸30分钟,取药液备用;(3)将茉莉花放入煮沸药液中冲泡后,即可饮用;(4)每日1剂。

泡脚包

用料:小茴香5克,桂枝5克,红花5克,威灵仙5克。

做法:煮20~30分钟,不兑凉水,可先用蒸汽熏蒸脚底和小腿(熏蒸时足浴盆底部置架子,脚放架子上,以免烫伤,盆面上可盖毛巾,保证蒸汽不外泄),待温度合适后取掉架子,泡脚10~15分钟,身体微微出汗即可。

腰酸背痛

腰酸背痛是指脊柱骨和关节及其周围软组织等病损的一种症状，常用以形容过度劳累。劳累后加重，休息后可减轻，日积月累，可使肌纤维变性，甚至少量撕裂，形成疤痕或纤维索条，遗留长期慢性腰背痛。中医认为本病因感受寒湿、湿热、气滞血瘀、肾亏体虚或跌扑外伤所致。因此治愈须以补气活血、祛湿补肾为主，通过艾灸疗法可以有效满足上述条件，起到治愈作用。

穴 位

主要穴位：大肠俞、肾俞、委中。
辅助穴位：腰阳关、命门。

大肠俞　理气化滞、祛湿清热

定位：位于腰部，当第四腰椎棘突下，旁开1.5寸处。
艾灸：点燃艾灸盒放于穴位上灸治，以局部皮肤有温热感至局部皮肤潮红透热为宜。

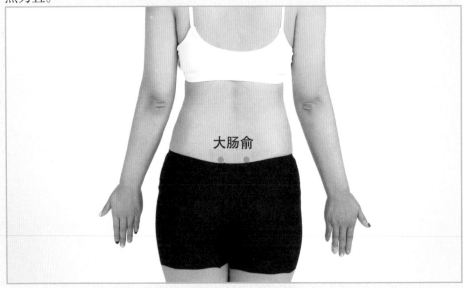

肾俞 强腰脊、调肾气

定位： 位于腰部，当第二腰椎棘突下旁开 1.5 寸处。

艾灸： 点燃艾灸盒放于穴位上灸治，以热力直达病所为宜。

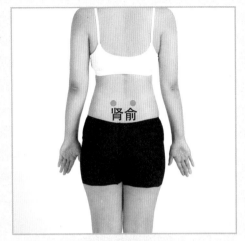

委中 祛除风湿、舒筋通络

定位： 位于腘横纹中点，当肱二头肌腱与半腱肌肌腱的中间。

艾灸： 用艾条温和灸法，以皮肤有温热感为宜，对侧用同样方法灸疗。

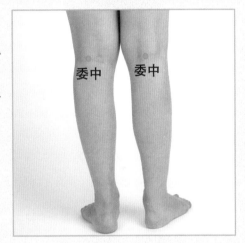

辅助治疗

养生茶

　　用料：益母草、红花。

　　做法：（1）益母草 10 克，红花 2 克；（2）煮沸 20 分钟后饮用；（3）每日 1 剂。

泡脚包

　　用料：艾叶 10 克，红花 5 克，川牛膝 5 克。

　　做法：煮 20~30 分钟，不兑凉水，可先用蒸汽熏蒸脚底和小腿（熏蒸时足浴盆底部置架子，脚放架子上，以免烫伤，盆面上可盖毛巾，保证蒸汽不外泄），待温度合适后取掉架子，泡脚 10~15 分钟，身体微微出汗即可。

急性腰扭伤

急性腰扭伤是由于腰部的肌肉、筋膜、韧带等部分软组织突然受到外力的作用过度牵拉所引起的急性损伤，主要原因有肢体姿势不正确、动作不协调、用力过猛、活动时无准备、活动范围大等。临床表现有：伤后立即出现剧烈疼痛，腰部无力，疼痛为持续性的，严重者可造成关节突骨折和隐性脊椎裂等疾病。艾灸可以有效活血化瘀、止痛舒筋，对治疗病痛有奇效。

穴 位

主要穴位：肾俞、腰阳关、委中。

肾 俞 强腰脊、调肾气

定位：位于腰部，当第二腰椎棘突下旁开 1.5 寸处。

艾灸：点燃艾灸盒放于穴位上灸治，以达到受灸者最大忍热度为宜，切记不要灼伤皮肤。

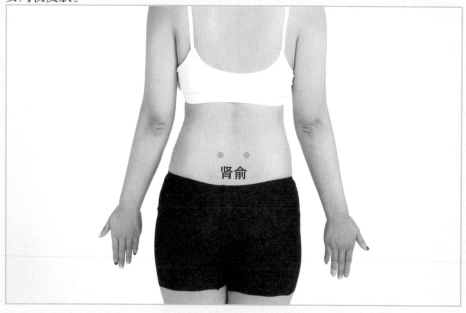

腰阳关 舒筋活络、祛寒除湿

定位：位于腰部，当后正中线上，第四腰椎棘突下陷中位置。

艾灸：点燃艾灸盒放于穴位上灸治，以局部皮肤有温热感至局部皮肤潮红透热为宜。

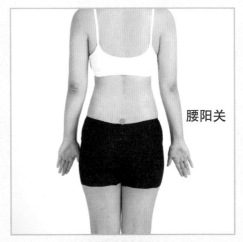

腰阳关

委 中 消肿止痛、活血化瘀

定位：位于腘横纹中点，当股二头肌腱与半腱肌肌腱的中间处。

艾灸：用艾条温和灸法，以皮肤有温热感为宜，对侧用同样方法灸疗。

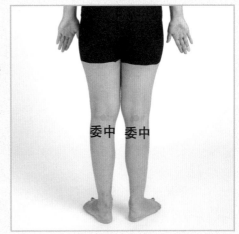

委中 委中

辅助治疗

养生茶

用料：三七、炙甘草。

做法：（1）三七3克，炙甘草10克；（2）煮沸30分钟后即可饮用；（3）每日1剂。

泡脚包

用料：红花3克，木瓜5克，艾叶10克，芍药10克。

做法：煮20~30分钟，不兑凉水，可先用蒸汽熏蒸脚底和小腿（熏蒸时足浴盆底部置架子，脚放架子上，以免烫伤，盆面上可盖毛巾，保证蒸汽不外泄），待温度合适后取掉架子，泡脚10~15分钟，身体微微出汗即可。

腰椎间盘突出

　　腰椎间盘突出是指由于腰椎间盘退行性改变后弹性下降而膨出椎间盘，纤维和破裂髓核突出，压迫神经根、脊髓而引起的以腰腿痛为主的临床特征。主要表现为腰痛，伴有臀部、下肢放射状疼痛。中医认为本病主要因肝肾亏损，外感风寒湿邪所致。艾灸在疏肝补肾、祛湿祛寒有显著疗效，是腰椎间盘突出患者的首选治疗方法。

穴位

　　主要穴位：肾俞、大肠俞、委中、夹脊、足三里。
　　辅助穴位：阳陵泉。

肾俞 强腰脊、强肾气

定位：位于腰部，当第二腰椎棘突下旁开 1.5 寸处。
艾灸：点燃艾灸盒放于穴位上灸治，以热力直达病所为宜。

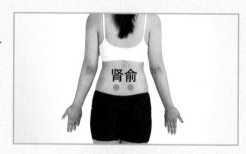

大肠俞 活血化瘀、舒筋通络

定位：位于腰部，当第四腰椎棘突下，旁开 1.5 寸处。
艾灸：点燃艾灸盒放于穴位上灸治，以局部皮肤有温热感至局部皮肤潮红透热为宜。

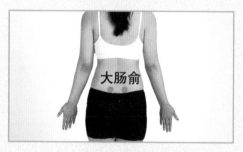

98

委中 活血化瘀、舒筋通络

定位：位于腘横纹中点，当股二头肌腱与半腱肌肌腱的中间处。

艾灸：点燃艾灸盒放于穴位上灸治，以局部皮肤有温热感至局部皮肤潮红透热为宜，对侧用同样方法灸疗。

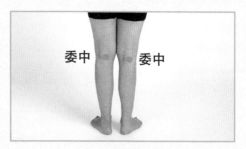

夹脊 通络止痛、舒筋活血

定位：位于第一胸椎至第五腰椎，后正中线旁开 0.5 寸，一侧 17 穴。

艾灸：用艾条回旋灸法，以热力直达病所为宜。

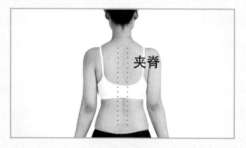

足三里 扶正培元、理气止痛

定位：位于小腿前外侧，当犊鼻下 3 寸，距胫骨前缘一横指（中指中节两端纹头之间的距离）处。

艾灸：用艾条温和灸法，以皮肤有温热感为宜。

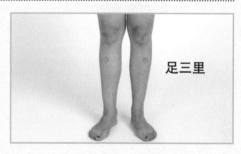

辅助治疗

养生茶

　　用料：桂枝、伸筋草。

　　做法：（1）桂枝 10 克，伸筋草 10 克；（2）煮沸 30 分钟后即可饮用；（3）每日 1 剂。

泡脚包

　　用料：透骨草 5 克，艾叶 5 克，乳香 5 克，威灵仙 5 克。

　　做法：煮 20~30 分钟，不兑凉水，可先用蒸汽熏蒸脚底和小腿（熏蒸时足浴盆底部置架子，脚放架子上，以免烫伤，盆面上可盖毛巾，保证蒸汽不外泄），待温度合适后取掉架子，泡脚 10~15 分钟，身体微微出汗即可。

风湿性关节炎

　　风湿性关节炎是一种急性或慢性结缔组织性炎症。多以急性发热及关节疼痛起病，好发于膝、踝、肩、肘、腕等大关节部位，以病变局部呈现红、肿、灼热，肌肉游走性酸楚、疼痛为特征。疼痛游走不定，部分病人也出现几个关节同时发病。治疗风湿性关节炎需要祛除体内寒湿、湿热，艾灸通过灸疗穴位，热力入体可有效祛除湿寒湿热，直达病灶。

穴 位

　　主要穴位：鹤顶、膝眼、足三里。

鹤 顶 祛风除湿、通利关节

定位：位于膝上部，髌底的中点上方凹陷处。
艾灸：用艾条隔姜灸法，以皮肤有温热感为宜。

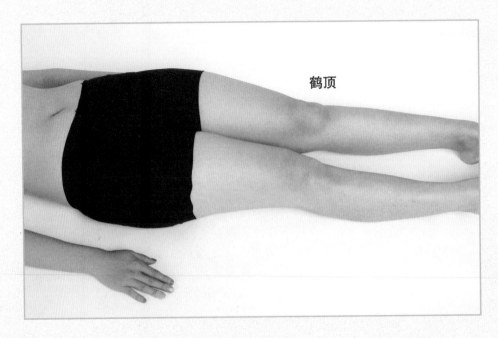

鹤顶

膝 眼 膝髌肿痛、消肿祛痛

定位： 位于膝部，髌骨下方与髌韧带两侧的凹陷中。

艾灸： 用艾灸悬灸法，以热力直达病所为宜。

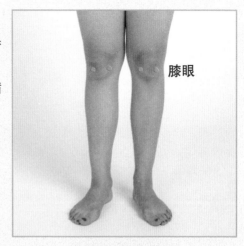

膝眼

足三里 理气止痛、扶正培元

定位： 位于小腿前外侧，当犊鼻下3寸，距胫骨前缘一横指（中指中节两端纹头之间的距离）处。

艾灸： 用艾条悬灸法，以热力直达病所为宜。

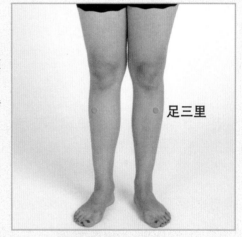

足三里

辅助治疗

养生茶

用料：桑枝、金银花、威灵仙、海风藤、甘草。

做法：（1）桑枝10克，金银花10克，威灵仙10克，海风藤10克，甘草8克；（2）煮沸30分钟后即可饮用；（3）每日1剂。

泡脚包

用料：路路通10克，伸筋草10克。

做法：煮20~30分钟，不兑凉水，可先用蒸汽熏蒸脚底和小腿（熏蒸时足浴盆底部置架子，脚放架子上，以免烫伤，盆面上可盖毛巾，保证蒸汽不外泄），待温度合适后取掉架子，泡脚10~15分钟，身体微微出汗即可。

膝关节炎

膝关节炎是最常见的关节炎，是软骨退行性病变和关节边缘骨赘的慢性进行性疾病，以软骨磨损为其主要发病因素，好发于体重偏重者和中老年人。主要症状为膝关节深部疼痛、压痛，关节僵硬僵直、麻木、伸屈不利，无法正常活动，关节肿胀等。通过艾灸舒筋活络来起到有效止痛的作用。

穴 位

主要穴位： 鹤顶、梁丘、委中。
辅助穴位： 足三里、阳陵泉、膝阳关。

鹤 顶 通络止痛、祛风除湿

定位： 位于膝上部，髌底的中点上方凹陷处。
艾灸： 用艾条隔姜灸法，以皮肤有温热感为宜，对侧用同样方法灸疗。

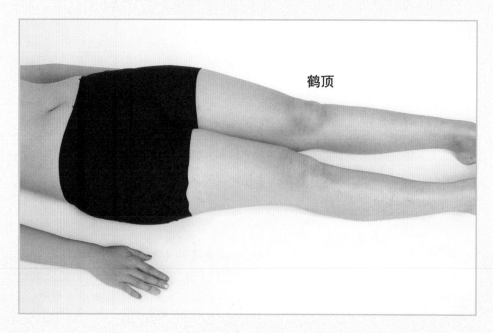

鹤顶

梁 丘 止痛化瘀、通经活络

定位：位于大腿前面，当髂前上棘与髌底外侧端的连线上，髌底上 2 寸处。

艾灸：用艾条回旋灸法，以达到受灸者最大忍热度为宜，切记不要灼伤皮肤。

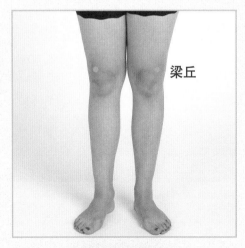

委 中 舒筋通络、活血化瘀

定位：位于腘横纹中点，当股二头肌腱与半腱肌肌腱的中间处。

艾灸：点燃艾灸盒放于穴位上灸治，以皮肤有温热感为宜。

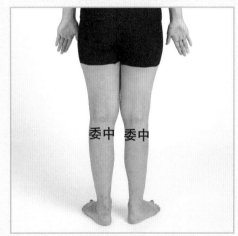

辅助治疗

养生茶

　　用料：伸筋草、鸡血藤。

　　做法：（1）伸筋草 10 克，鸡血藤 10 克；（2）煮沸 20 分钟后即可饮用；（3）每日 1 剂。

泡脚包

　　用料：伸筋草 10 克，艾叶 5 克，桂枝 5 克。

　　做法：煮 20~30 分钟，不兑凉水，可先用蒸汽熏蒸脚底和小腿（熏蒸时足浴盆底部置架子，脚放架子上，以免烫伤，盆面上可盖毛巾，保证蒸汽不外泄），待温度合适后取掉架子，泡脚 10~15 分钟，身体微微出汗即可。

小腿抽筋

小腿抽筋又称肌肉痉挛，是肌肉自发性的强制性收缩现象。小腿肌肉痉挛最为常见，发作时会有酸胀或剧烈疼痛。外界环境的寒冷刺激、出汗过多、疲劳过度、睡眠不足、缺钙、睡眠姿势不好都会引起小腿肌肉痉挛。预防腿抽筋要注意保暖，调整好睡眠姿势，经常锻炼，适当补钙。通过艾灸舒筋活血提升身体吸收能力，缓解疲劳，增强体质。

穴 位

主要穴位：委中、阳陵泉、承山。

委 中 活血散瘀、舒筋通络

定位：位于腘横纹中点，当股二头肌腱与半腱肌肌腱的中间处。

艾灸：点燃艾灸盒放于穴位上灸治，以局部皮肤有温热感至局部皮肤潮红透热为宜。

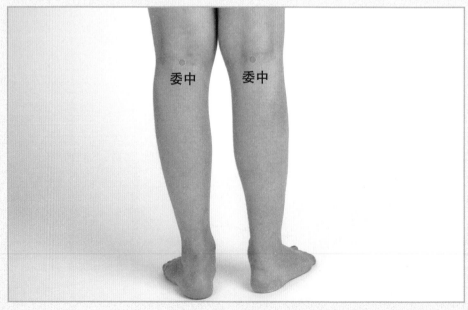

阳陵泉 *强健腰膝、舒筋活络*

定位：位于小腿外侧，当腓骨小头前下方凹陷处。

艾灸：用艾条温和灸法，以局部皮肤有温热感至局部皮肤潮红透热为宜，对侧用同样方法灸疗。

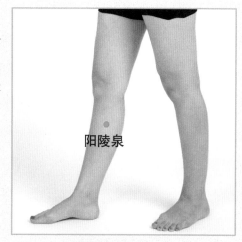

承 山 *行气活血、舒筋通络*

定位：位于小腿后面正中，当伸直小腿或足跟上提时，腓肠肌肌腹下出现的尖角凹陷处。

艾灸：用艾条温和灸法，以皮肤有温热感为宜。

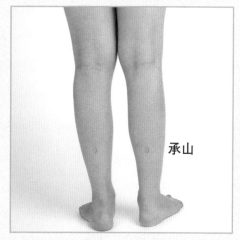

辅助治疗

养生茶

用料：木瓜、白芍。

做法：（1）木瓜 10 克，白芍 10 克；（2）煮沸 30 分钟后即可饮用；（3）每日 1 剂。

泡脚包

用料：伸筋草 10 克，路路通 5 克，艾叶 5 克。

做法：煮 20~30 分钟，不兑凉水，可先用蒸汽熏蒸脚底和小腿（熏蒸时足浴盆底部置架子，脚放架子上，以免烫伤，盆面上可盖毛巾，保证蒸汽不外泄），待温度合适后取掉架子，泡脚 10~15 分钟，身体微微出汗即可。

脚踝疼痛

　　脚踝疼痛是由于不适当的运动超出了脚踝的承受力，造成脚踝软组织损伤，使它出现了一定的疼痛症状，严重者可造成脚踝滑膜炎、创伤性关节炎等疾病，早期疼痛可以用毛巾包裹冰块敷在疼痛位置。患者日常生活中不宜过度劳累，避免寒冷刺激，注意患肢保暖，并进行适当运动。通过艾灸舒筋活血，消肿止痛来达到缓解病痛直至治愈的效果。

穴 位

主要穴位：足三里、太溪、照海。
辅助穴位：承山。

足三里 消肿止痛、舒筋活络

定位：位于小腿前外侧，当犊鼻下3寸，距胫骨前缘一横指（中指中节两端纹头之间的距离）处。
艾灸：用艾条隔姜灸法，以皮肤有温热感为宜，对侧用同样方法灸疗。

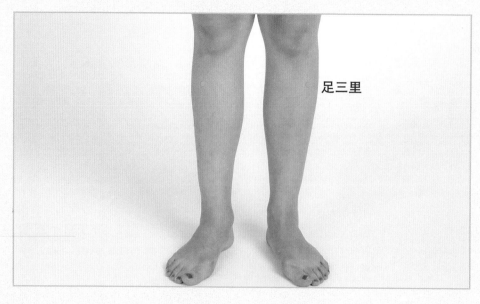

足三里

太溪 活络活血、疏通经络

定位：位于足内侧，内踝后方，当内踝尖与跟腱之间的凹陷处。

艾灸：用艾条回旋灸法，以皮肤有温热红晕为宜，对侧用同样方法灸疗。

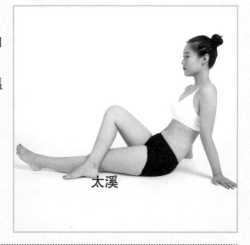

太溪

照海 消肿止痛、舒筋活络

定位：位于足部内侧，内髁尖正下方凹陷处。

艾灸：用艾条回旋灸法，以热力感深入皮肤至穴位皮肤潮红透热为宜，对侧用同样方法灸疗。

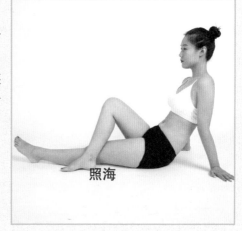

照海

辅助治疗

养生茶

用料：伸筋草、炙甘草。

做法：（1）伸筋草10克，炙甘草10克；（2）煮沸30分钟后即可饮用；（3）每日1剂。

泡脚包

用料：艾叶10克，路路通10克。

做法：煮20~30分钟，不兑凉水，可先用蒸汽熏蒸脚底和小腿（熏蒸时足浴盆底部置架子，脚放架子上，以免烫伤，盆面上可盖毛巾，保证蒸汽不外泄），待温度合适后取掉架子，泡脚10~15分钟，身体微微出汗即可。

第六章
神经系统常见病的艾灸治疗

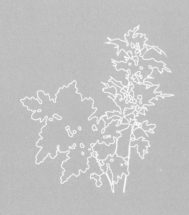

失 眠

　　失眠又称失眠障碍，是睡眠障碍的其中一种，其症状主要是不易自然进入睡眠状态。它一般伴随着易怒、白天精神不w、抑郁或嗜睡等症状。患上失眠障碍的原因有生理上的也有心理上的。有10%～30% 的成年人具有失眠的症状，而至多一半人一年之中均出现过失眠。失眠障碍常常作为其他精神疾病的共病出现，40%～50% 患有失眠障碍的个体也存在共病的精神疾病。

穴 位

　　主要穴位： 百会、肝俞、脾俞、胆俞。
　　辅助穴位： 心俞。

百 会 安神定志、熄风醒脑

定位： 位于头部，当前发际正中直上5寸，两耳尖连线的中点处。
艾灸： 用艾条回旋灸法，以局部皮肤有温热感至局部皮肤潮红透热为宜。

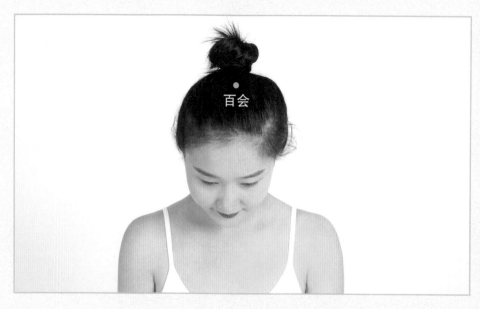

肝俞 解郁安神、平肝降火

定位：位于背部，于第九胸椎棘突下，旁开1.5寸附近。

艾灸：点燃艾灸盒放于穴位上灸治，以局部皮肤有温热感至局部皮肤潮红透热为宜。

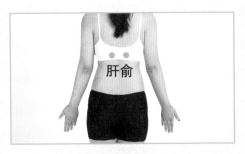

脾俞 温经祛寒、调理肝脾

定位：位于背部，当第十一胸椎棘突下，旁开1.5寸处。

艾灸：点燃艾灸盒放于穴位上灸治，以皮肤有温热感为宜。

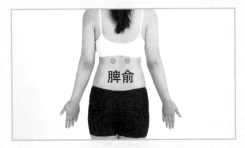

胆俞 安神定志、利胆疏肝

定位：位于背部，当第十胸椎棘突下，旁开1.5寸处。

艾灸：点燃艾灸盒放于穴位上灸治，以达到受灸者最大忍热度为宜，切记不要灼伤皮肤。

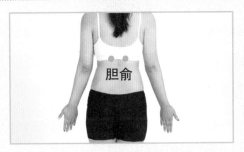

辅助治疗

养生茶

用料：炒酸枣仁、枸杞、甘草。

做法：（1）炒酸枣仁20克，枸杞5克，甘草3克；（2）煮沸30分钟即可饮用；（3）每日1剂。

泡脚包

用料：夜交藤10克，白术5克，陈皮5克。

做法：煮20~30分钟，不兑凉水，可先用蒸汽熏蒸脚底和小腿（熏蒸时足浴盆底部置架子，脚放架子上，以免烫伤，盆面上可盖毛巾，保证蒸汽不外泄），待温度合适后取掉架子，泡脚10~15分钟，身体微微出汗即可。

眩晕

眩晕是因机体对空间定位障碍而产生的一种动性或位置性错觉。绝大多数人一生中均经历此症。眩晕症通常伴随其他疾病共同出现。眩晕可分为真性眩晕和假性眩晕。真性眩晕是由眼、本体觉或前庭系统疾病引起的，有明显的外物或自身旋转感。假性眩晕多由全身系统性疾病引起，如心血管疾病、脑血管疾病、贫血、尿毒症、药物中毒、内分泌疾病及神经官能症等几乎都有轻重不等的头晕症状，患者感觉"飘飘荡荡"，没有明确转动感。

穴 位

主要穴位：百会、风池、神阙、丰隆。
辅助穴位：侠溪、足三里。

百 会 安神定志、熄风醒脑

定位：位于头部，当前发际正中直上5寸，两耳尖连线的中点处。
艾灸：用艾条回旋灸法，以热力直达病所至局部皮肤潮红透热为宜。

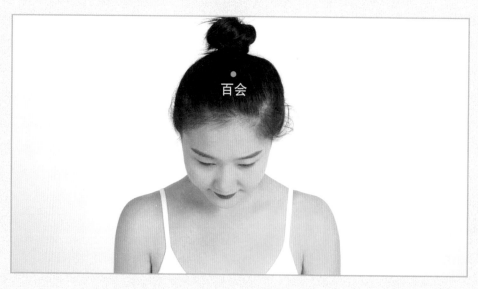

风池 醒脑开窍、平肝熄风

定位：位于后颈部，后头骨下，与耳垂齐平，胸锁乳突肌与斜方肌上端之间的凹陷处。

艾灸：用艾条回旋灸法，以局部皮肤有温热感至局部皮肤潮红透热为宜。

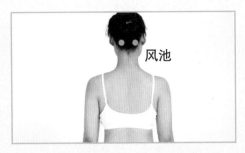

神阙 补益气血、调理脾胃

定位：位于腹中部，脐中央位置。

艾灸：点燃艾灸盒放于穴位上灸治，以局部皮肤有温热感至局部皮肤潮红透热为宜。

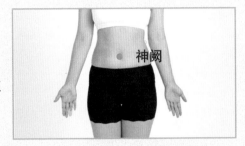

丰隆 祛湿活络、安神理气

定位：位于小腿前外侧，外踝尖上8寸，条口外，距胫骨前缘二横指（中指中节两端纹头之间的距离为一横指）处。

艾灸：用艾条回旋灸法，以局部皮肤有温热感至局部皮肤潮红透热为宜，对侧用同样方法灸疗。

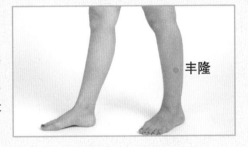

辅助治疗

养生茶

　　用料：枸杞子、菊花、丹皮、茯苓。

　　做法：（1）菊花10克，枸杞子3克，丹皮5克，茯苓5克；（2）煮沸30分钟后即可饮用；（3）每日1剂。

泡脚包

　　用料：夏枯草5克，荷叶5克，蒲公英5克，艾叶5克。

　　做法：煮20~30分钟，不兑凉水，可先用蒸汽熏蒸脚底和小腿（熏蒸时足浴盆底部置架子，脚放架子上，以免烫伤，盆面上可盖毛巾，保证蒸汽不外泄），待温度合适后取掉架子，泡脚10~15分钟，身体微微出汗即可。

癫 痫

癫痫又称"羊角风"或"羊痫风",是大脑神经元突发性异常放电,导致短暂的大脑功能障碍的一种慢性疾病。由于异常放电的起始部位和传递方式的不同,癫痫发作的临床表现复杂多样,可表现为发作性运动、感觉、自主神经、意识及精神障碍。我国癫痫的总体患病率为7‰,有900万左右的癫痫患者,其中500万~600万是活动性癫痫患者,同时每年新增加癫痫患者约40万,在中国癫痫已经成为仅次于头痛的第二大常见病。

穴 位

主要穴位:百会、大椎、神门、中脘 。
辅助穴位:足三里。

百 会 醒脑开窍、安神定志

定位:位于头部,当前发际正中直上5寸,两耳尖连线的中点处。
艾灸:用艾条回旋灸法,以局部皮肤有温热感至局部皮肤潮红透热为宜。

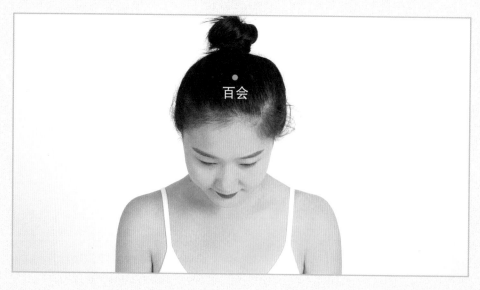

大椎 舒筋通络、祛风散寒

定位：位于后正中线上，第七颈椎棘突下凹陷中。

艾灸：点燃艾灸盒放于穴位上灸治，以皮肤有温热感为宜。

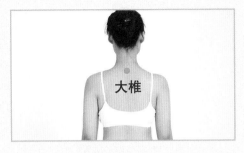

神门 提神开窍、调养心神

定位：位于腕部，腕掌侧横纹尺侧端，尺侧腕屈肌腱的桡侧凹陷处。

艾灸：用艾条回旋灸法，以皮肤有温热感为宜，对侧用同样方法灸疗。

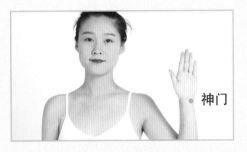

中脘 祛湿化痰、益气健脾

定位：位于上腹部，前正中线上，当脐中上 4 寸处。

艾灸：点燃艾灸盒放于穴位上灸治，以局部皮肤有温热感至局部皮肤潮红透热为宜。

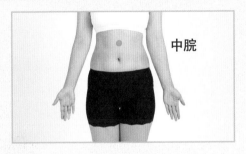

辅助治疗

养生茶

　　用料：白菊花、槐米、绿茶。

　　做法：（1）白菊花 3 克，槐米 3 克，绿茶 3 克；（2）沸水冲泡后即可饮用；（3）每日 1 剂。

泡脚包

　　用料：生姜 5~6 片，陈皮 5 克，枳实 5 克，法半夏 10 克。

　　做法：煮 20~30 分钟，不兑凉水，可先用蒸汽熏蒸脚底和小腿（熏蒸时足浴盆底部置架子，脚放架子上，以免烫伤，盆面上可盖毛巾，保证蒸汽不外泄），待温度合适后取掉架子，泡脚 10~15 分钟，身体微微出汗即可。

神经衰弱

神经衰弱属于神经症状，是由于长期处于紧张和压力下，出现精神易兴奋和脑力易疲乏现象，常伴有情绪烦恼、易激惹、睡眠障碍、肌肉紧张性疼痛等。症状时轻时重，波动与心理社会因素有关。

穴 位

主要穴位：百会、心俞、神门、内关 。
辅助穴位：太溪、行间、三阴交。

百 会 清利头目、安神定志

定位：位于头部，当前发际正中直上 5 寸，两耳尖连线的中点处。
艾灸：用艾条回旋灸法，以局部皮肤有温热感至局部皮肤潮红透热为宜。

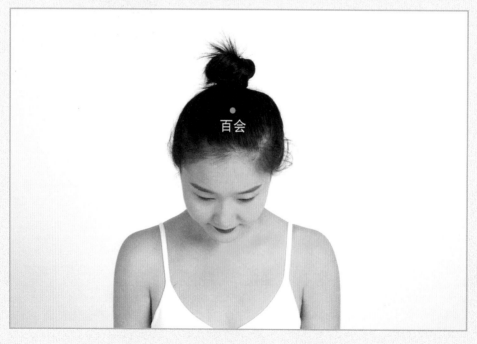

心俞 安神醒志、醒脑开窍

定位：位于背部，当第五胸椎突下，旁开 1.5 寸处。

艾灸：点燃艾灸盒放于穴位上灸治，以受灸者最大忍热度为宜，切记不要灼伤皮肤。

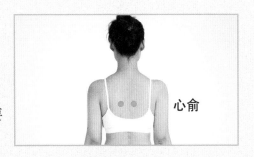

心俞

神门 通血活络、宁心安神

定位：位于腕部，腕掌侧横纹尺侧端，尺侧腕屈肌腱的桡侧凹陷处。

艾灸：用艾条回旋灸法，以皮肤有温热感为宜，对侧用同样方法灸疗。

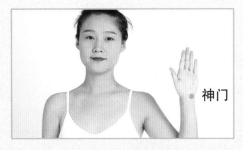

神门

内关 和胃理气、宁心安神

定位：位于前臂掌侧，曲泽与大陵的连线上，腕横纹上 2 寸，掌长肌腱与桡侧腕屈肌腱之间处。

艾灸：用艾条回旋灸法，以出现明显循经感传现象为宜，对侧用同样方法灸疗。

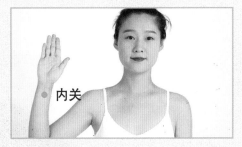

内关

辅助治疗

养生茶

用料：甘松、陈皮。

做法：（1）甘松 10 克，陈皮 10 克；（2）煮沸 30 分钟后即可饮用；（3）每日 1 剂。

泡脚包

用料：夜交藤 10 克，艾叶 10 克，生姜 5~6 片。

做法：煮 20~30 分钟，不兑凉水，可先用蒸汽熏蒸脚底和小腿（熏蒸时足浴盆底部置架子，脚放架子上，以免烫伤，盆面上可盖毛巾，保证蒸汽不外泄），待温度合适后取掉架子，泡脚 10~15 分钟，身体微微出汗即可。

面肌痉挛

　　面肌痉挛又称面肌抽搐，表现为一侧面部不自主抽搐。抽搐呈阵发性且不规则，程度不等，可因疲倦、精神紧张及自主运动等而加重。起病多从眼轮匝肌开始，然后遍及整个面部。本病多在中年后发生，常见于女性。

穴 位

　　主要穴位：颧髎、下关、翳风。
　　辅助穴位：血海、合谷。

颧 髎 祛风镇痉、消热消肿

定位：位于面部，当目外眦直下，颧骨下缘凹陷处。
艾灸：用艾条回旋灸法，以皮肤有温热感为宜，对侧用同样方法灸疗。

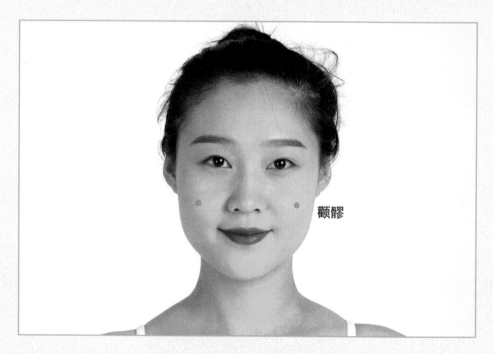

颧髎

下 关 疏经通络、消肿止痛

定位：位于面部耳前方，当颧弓与下颌切迹所形成的凹陷处。

艾灸：用艾条回旋灸法，以皮肤有温热感为宜，对侧用同样方法灸疗。

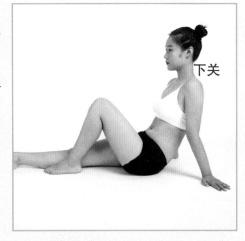

翳 风 疏通经络、散内泄热

定位：位于耳垂后方，当乳突与下颌角之间的凹陷处。

艾灸：用艾条悬灸法，以出现明显循经感传现象为宜，对侧用同样方法灸疗。

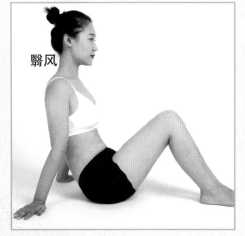

辅助治疗

养生茶

用料：防风、黄芪。

做法：（1）防风 5 克，黄芪 10 克，研细粉；（2）冲泡 10 分钟后即可饮用；（3）每日 1 剂。

泡脚包

用料：红花 5 克，防风 5 克，艾叶 10 克。

做法：煮 20~30 分钟，不兑凉水，可先用蒸汽熏蒸脚底和小腿（熏蒸时足浴盆底部置架子，脚放架子上，以免烫伤，盆面上可盖毛巾，保证蒸汽不外泄），待温度合适后取掉架子，泡脚 10~15 分钟，身体微微出汗即可。

面神经麻痹

面瘫又称面神经麻痹，表现为一侧面部不自主抽搐。抽搐呈阵发性且不规则，程度不等，可因疲倦、精神紧张及自主运动等而加重。面瘫是一种比较复杂的面部疾病，是以面部表情肌群运动功能障碍为主要特征的一种常见病，一般症状是口眼歪斜。起病多从眼轮匝肌开始，然后遍及整个面部。本病多在中年后发生，常见于女性。

穴 位

主要穴位：四白、颧髎、下关。

四 白 散发脾热、止痛利湿

定位：位于人体面部，瞳孔直下，当眶下孔凹陷处。
艾灸：用艾条回旋灸法，以皮肤有温热感为宜，对侧用同样方法灸疗。

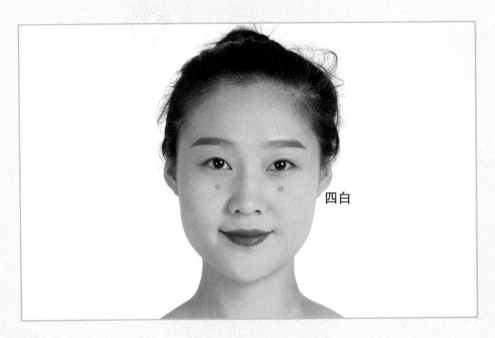

四白

颧 髎 祛风镇痉、消热消肿

定位：位于面部，当目外眦直下，颧骨下缘凹陷处。

艾灸：用艾条回旋灸法，以皮肤有温热感为宜，对侧用同样方法灸疗。

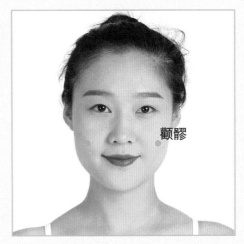

颧髎

下 关 消肿止痛、安神利窍

定位：位于面部耳前方，当颧弓与下颌切迹所形成的凹陷处。

艾灸：用艾条回旋灸法，以皮肤有温热感为宜，对侧用同样方法灸疗。

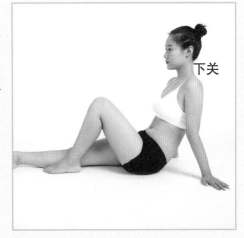

下关

辅助治疗

养生茶

用料：荆芥穗、防风、天麻。

做法：（1）荆芥穗5克，防风5克，天麻10克；（2）煮沸30分钟后即可饮用；（3）每日1剂。

泡脚包

用料：红花5克，防风5克，艾叶10克，生姜5~6片。

做法：煮20~30分钟，不兑凉水，可先用蒸汽熏蒸脚底和小腿（熏蒸时足浴盆底部置架子，脚放架子上，以免烫伤，盆面上可盖毛巾，保证蒸汽不外泄），待温度合适后取掉架子，泡脚10~15分钟，身体微微出汗即可。

坐骨神经痛

坐骨神经痛指坐骨神经病变，沿坐骨神经通路即腰、臀部、大腿后、小腿后外侧和足外侧发生的疼痛症状群，呈灼烧样或刀刺样疼痛，夜间痛感加重。典型表现为一侧腰部、臀部疼痛，并向大腿后侧、小腿后外侧延展，咳嗽、活动下肢、弯腰、排便时疼痛加重，日久患侧下肢出现肌肉萎缩，或出现跛行。治疗此病主要应对因治疗，注意对症治疗，所有的坐骨神经痛均应卧床休息，睡硬板床。应用维生素B族药物，止痛治疗。用艾灸舒筋止痛，通筋活络起到治疗作用。

穴 位

主要穴位：环跳、殷门、阳陵泉。
辅助穴位：肾俞、次髎、足三里。

环 跳 舒筋止痛、通经活络

定位：位于股外侧面，当股骨大转子最凸点与骶管裂孔连线的外 1/3 与中 1/3 交点处。
艾灸：用艾条温和灸法，以局部皮肤有温热感至局部皮肤潮红透热为宜，对侧用同样方法灸疗。

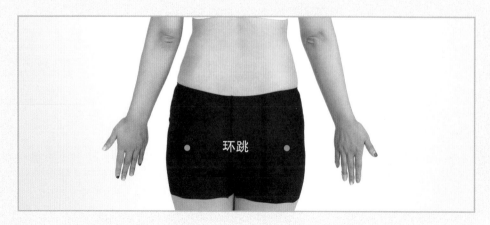

殷 门 舒筋止痛、活络理气

定位：位于大腿后，当承扶与委中的连线上，承扶下6寸处。

艾灸：点燃艾灸盒放于穴位上灸治，以局部皮肤有温热感至局部皮肤潮红透热为宜。

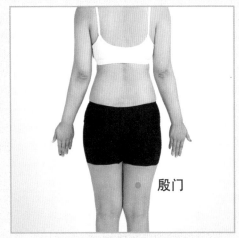

殷门

阳陵泉 强健腰膝、舒筋活络

定位：位于小腿外侧，当腓骨小头前下方凹陷处。

艾灸：用艾条温和灸法，以皮肤有温热感为宜，对侧用同样方法灸疗。

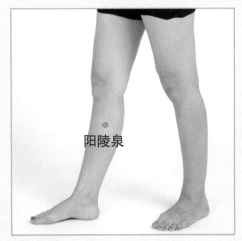

阳陵泉

辅助治疗

养生茶

　　用料：苍术、牛膝。

　　做法：（1）苍术10克，牛膝10克；（2）煮沸30分钟后即可饮用；（3）每日1剂。

泡脚包

　　用料：干姜5克，艾叶5克，牛膝10克。

　　做法：煮20~30分钟，不兑凉水，可先用蒸汽熏蒸脚底和小腿（熏蒸时足浴盆底部置架子，脚放架子上，以免烫伤，盆面上可盖毛巾，保证蒸汽不外泄），待温度合适后取掉架子，泡脚10~15分钟，身体微微出汗即可。

三叉神经痛

三叉神经痛是最常见的脑神经疾病，以一侧面部三叉神经分布区内反复发作的阵发性剧烈痛为主要表现，发病率可随年龄而增长。三叉神经痛多发生于中老年人，右侧多于左侧。该病的特点是：在头面部三叉神经分布区域内，病骤发、骤停呈闪电样、刀割样、烧灼样、顽固性、难以忍受的剧烈性疼痛。疼痛历时数秒或数分钟，疼痛呈周期性发作，发作间歇期同正常人一样。

穴 位

主要穴位：阳白穴、颊车、翳风、气海 。
辅助穴位：血海、曲池。

阳白穴 疏通经络、安神醒志

定位：位于前额部，当瞳孔直上，眉上 1 寸处。
艾灸：用艾条回旋灸法，以皮肤有温热感为宜，对侧用同样方法灸疗。

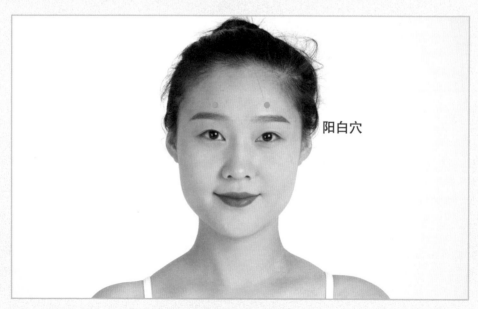

阳白穴

颊车 祛风清热、活络止痛

定位：位于面颊部，下颌角前上方约一横指（中指中节两端纹头之间的距离），当咀嚼时咬肌隆起，按之凹陷处。

艾灸：用艾条回旋灸法，以出现明显循经感传现象为宜，对侧用同样方法灸疗。

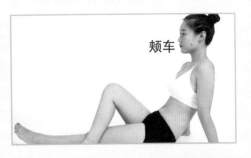

翳风 通络止痛、散内泄热

定位：位于耳垂后方，当乳突与下颌角之间的凹陷处。

艾灸：用艾条悬灸法，以热力直达病所为宜，对侧用同样方法灸疗。

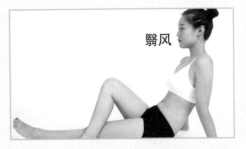

气海 调理冲任、补气益气

定位：位于下腹部，前正中线上，当脐中下 1.5 寸处。

艾灸：点燃艾灸盒放于穴位上灸治，以皮肤有温热感为宜。

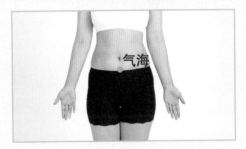

辅助治疗

养生茶

　　用料：荆芥穗、甘草、薄荷。

　　做法：（1）荆芥穗 5 克，甘草 3 克，薄荷 3 克；（2）冲泡 10 分钟后即可饮用；（3）每日 1 剂。

泡脚包

　　用料：白芍 5 克，细辛 5 克，荆芥 5 克，防风 5 克。

　　做法：煮 20~30 分钟，不兑凉水，可先用蒸汽熏蒸脚底和小腿（熏蒸时足浴盆底部置架子，脚放架子上，以免烫伤，盆面上可盖毛巾，保证蒸汽不外泄），待温度合适后取掉架子，泡脚 10~15 分钟，身体微微出汗即可。

肋间神经痛

肋间神经痛是患者的主观症状，是胸神经根（即肋间神经）由于不同原因的损害，肋间神经受到疾病产生的压迫、刺激，出现炎性反应，而出现以胸部肋间或腹部呈带状疼痛的综合征。肋间神经痛主要为一个或几个肋间的经常性疼痛，时有发作性加剧，有时被呼吸动作所激发，咳嗽、喷嚏时疼痛加重。疼痛剧烈时可放射至同侧的肩部或背部，有时呈带状分布。

穴 位

主要穴位：肝俞、三阴交、太冲。
辅助穴位：膻中、胆俞。

肝 俞 行气止痛、疏肝利胆

定位：位于背部，当第九胸椎棘突下，旁开 1.5 寸处。
艾灸：点燃艾灸盒放于穴位上灸治，以局部皮肤有温热感至局部皮肤潮红透热为宜。

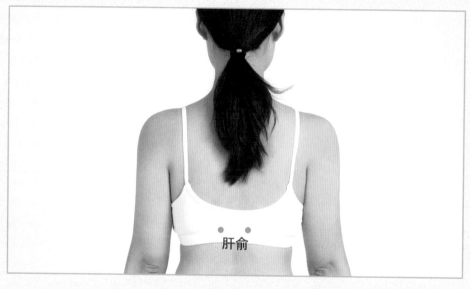

肝俞

三阴交 兼调肝肾、清热利湿

定位： 位于小腿内侧，当足内踝尖上3寸，胫骨内侧缘后方处。

艾灸： 用艾条温和灸法，以局部皮肤有温热感至局部皮肤潮红透热为宜，对侧用同样方法灸疗。

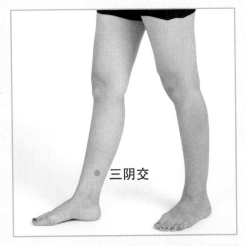

太 冲 疏肝理气、止痛化瘀

定位： 位于足背侧，当第一跖骨间隙的后方凹陷处。

艾灸： 用艾条温和灸法，以局部皮肤有温热感至局部皮肤潮红透热为宜，对侧用同样方法灸疗。

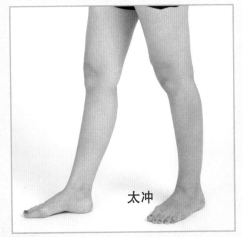

辅助治疗

养生茶

用料：木香、陈皮、甘草。

做法：（1）木香3克，陈皮10克，甘草3克；（2）煮沸30分钟后即可饮用；（3）每日1剂。

泡脚包

用料：川芎10克，桃仁5克，艾叶5克。

做法：煮20~30分钟，不兑凉水，可先用蒸汽熏蒸脚底和小腿（熏蒸时足浴盆底部置架子，脚放架子上，以免烫伤，盆面上可盖毛巾，保证蒸汽不外泄），待温度合适后取掉架子，泡脚10~15分钟，身体微微出汗即可。

疲劳综合征

疲劳综合征，也称慢性疲劳综合征，是一组以持续或反复发作的疲劳，伴有多种神经、精神症状，但无器质性及精神性疾病为特点的症候群，是亚健康状态的一种特殊表现。常见的伴随症状有记忆力减退、头痛、咽喉痛、关节痛、睡眠紊乱及抑郁等多种躯体及精神神经症状。

穴 位

主要穴位：百会、关元、足三里 。
辅助穴位：脾俞。

百 会 解除疲劳、安神定志

定位：位于头部，当前发际正中直上 5 寸，两耳尖连线的中点处。
艾灸：用艾条回旋灸法，以局部皮肤有温热感至局部皮肤潮红透热为宜。

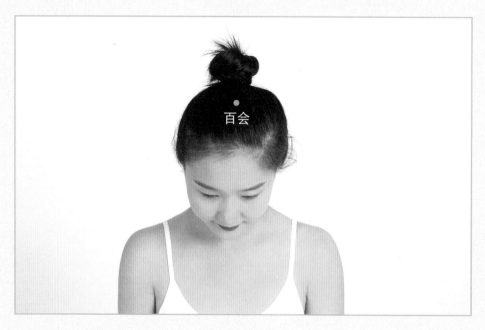

关 元 补气助阳、固本培元

定位：位于下腹部，前正中线上，当脐中下3寸处。

艾灸：点燃艾灸盒放于穴位上灸治，以局部皮肤有温热感至局部皮肤潮红透热为宜。

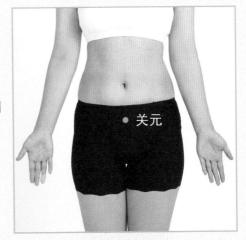

关元

足三里 补中益气、调理脾胃

定位：位于小腿前外侧，当犊鼻下3寸，距胫骨前缘一横指（中指中节两端纹头之间的距离）处。

艾灸：用艾条悬灸法，以皮肤有温热感为宜，对侧用同样方法灸疗。

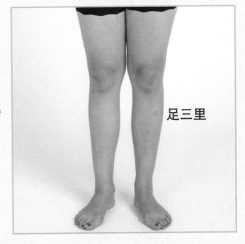

足三里

辅助治疗

养生茶

  用料：菊花、人参。

  做法：（1）菊花3克，人参3克；（2）先将人参煮沸30分钟后备用；（3）用人参药液冲泡菊花后即可饮用；（4）每日1剂。

泡脚包

  用料：艾叶10克，黄芪10克，生姜5~6片。

  做法：煮20~30分钟，不兑凉水，可先用蒸汽熏蒸脚底和小腿（熏蒸时足浴盆底部置架子，脚放架子上，以免烫伤，盆面上可盖毛巾，保证蒸汽不外泄），待温度合适后取掉架子，泡脚10~15分钟，身体微微出汗即可。

第七章
呼吸系统常见病的艾灸治疗

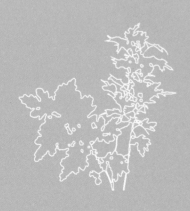

空调病

空调病又称空调综合征，是长期处在空调环境中而出现头晕、头痛、食欲不振、上呼吸道感染、关节酸痛等症状。建筑设计不完善、空调本身的缺陷和人们对空调的过分依赖都能导致空调病。凡是与空调有关或空调引起的相关疾病，就能称为"空调病"。多发生于夏季，老人、儿童和妇女是其易感人群。空调病以预防为主，注意开启空调的时间不要过长，室内外温差不要过大，切勿贪凉。

穴 位

主要穴位：太阳穴、肺俞、膻中 。
辅助穴位：足三里、阳陵泉。

太阳穴 缓解疲乏、清肝通络

定位：位于颞部，当眉梢与目外眦之间，向后约一横指的凹陷处。
艾灸：用艾条回旋灸法，以热力深入体内直达病所为宜，对侧用同样方法灸疗。

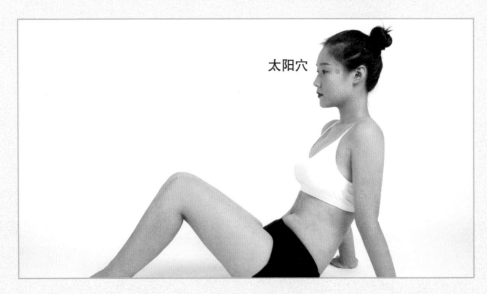

太阳穴

肺 俞 清热理气、解表宣肺

定位：位于背部，于第三胸椎棘突下，旁开 1.5 寸处。

艾灸：点燃艾灸盒放于穴位上灸治，以皮肤有温热感为宜。

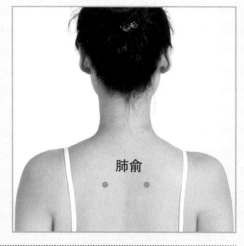

膻 中 活血化瘀、宽胸理气

定位：位于胸部，当前正中线上，平第四肋间，两乳头连线的中点。

艾灸：用艾条悬灸法，以局部皮肤有温热感至局部皮肤潮红透热为宜，对侧用同样方法灸疗。

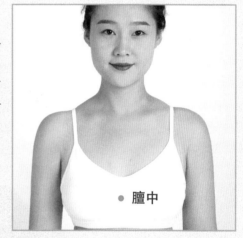

辅助治疗

养生茶

　　用料：桑叶、菊花。

　　做法：（1）桑叶 3 克，菊花 3 克；（2）沸水冲泡后即可饮用；（3）每日 1 剂。

泡脚包

　　用料：艾叶 10 克，生姜 5~6 片，蒲公英 5 克。

　　做法：煮 20~30 分钟，不兑凉水，可先用蒸汽熏蒸脚底和小腿（熏蒸时足浴盆底部置架子，脚放架子上，以免烫伤，盆面上可盖毛巾，保证蒸汽不外泄），待温度合适后取掉架子，泡脚 10~15 分钟，身体微微出汗即可。

感 冒

　　普通感冒又称伤风、急性鼻炎或上呼吸道感染，是一种常见的急性上呼吸道病毒性感染性疾病，多由病毒引起。临床表现为鼻塞、喷嚏、流涕、发热、咳嗽、头痛等，多呈自限性。大多散发，冬春季节多发。

穴 位

　　主要穴位：风池、列缺、足三里。
　　辅助穴位：风府、合谷。

风 池 清热解表、疏风祛邪

定位：位于后颈部，后头骨下，与耳垂齐平，胸锁乳突肌与斜方肌上端之间的凹陷处。
艾灸：用艾条回旋灸法，以皮肤有温热感为宜，对侧用同样方法灸疗。

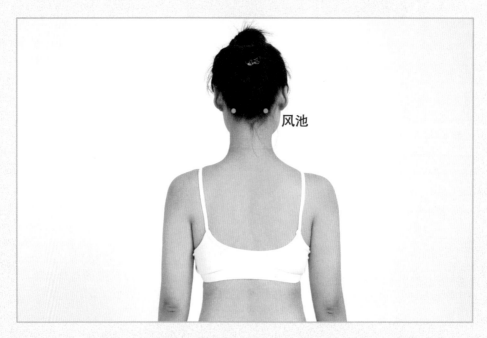
风池

列 缺 止咳化痰、清肺理气

定位：位于前臂桡侧缘，桡骨茎突上方，腕横纹上1.5寸。当肱桡肌与拇长展肌腱之间处。

艾灸：用艾条温和灸法，以局部皮肤有温热感至局部皮肤潮红透热为宜，对侧用同样方法灸疗。

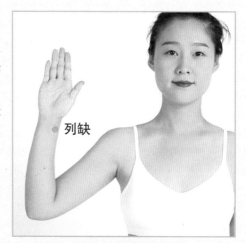

足三里 补中益气、扶正培元

定位：位于小腿前外侧，当犊鼻下3寸，距胫骨前缘一横指（中指中节两端纹头之间的距离）处。

艾灸：用艾条温和灸法，以出现明显循经感传现象为宜，对侧用同样方法灸疗。

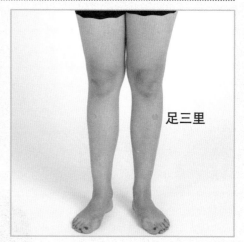

辅助治疗

养生茶

用料：荆芥、防风。

做法：（1）荆芥10克，防风10克；（2）煮沸30分钟后即可饮用；（3）每日1剂。

泡脚包

用料：麻黄根10克，艾叶10克。

做法：煮20~30分钟，不兑凉水，可先用蒸汽熏蒸脚底和小腿（熏蒸时足浴盆底部置架子，脚放架子上，以免烫伤，盆面上可盖毛巾，保证蒸汽不外泄），待温度合适后取掉架子，泡脚10~15分钟，身体微微出汗即可。

咳 嗽

咳嗽是一种呼吸道常见症状，由于气管、支气管黏膜或胸膜受炎症、异物、物理或化学性刺激引起。咳嗽具有清除呼吸道异物和分泌物的保护性作用。但如果咳嗽不停，由急性转为慢性，常给患者带来很大的痛苦，如胸闷、咽痒、喘气等。咳嗽可伴随咳痰。

穴 位

主要穴位：肺俞、天突、大椎、丰隆。
辅助穴位：神门、列缺。

肺 俞 宣肺化痰、调理肺脏

定位：位于背部，于第三胸椎棘突下，旁开1.5寸处。
艾灸：点燃艾灸盒放于穴位上灸治，以局部皮肤有温热感至局部皮肤潮红透热为宜。

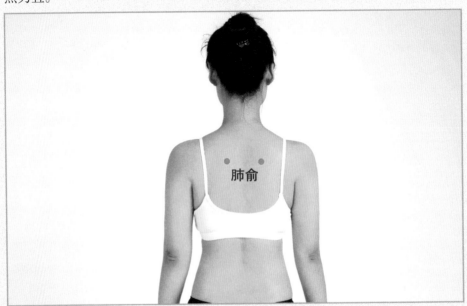

天突 清咽开音、理气化痰

定位：位于颈部，当前正中线上，胸骨上窝中央。

艾灸：用艾条温和灸法，以局部皮肤有温热感至局部皮肤潮红透热为宜。

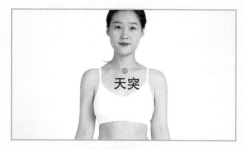

大椎 补虚宁神、清热解表

定位：位于后正中线上，第七颈椎棘突下凹陷中。

艾灸：用艾条温和灸法，以局部皮肤有温热感至局部皮肤潮红透热为宜。

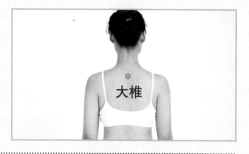

丰隆 止咳化痰、清热祛湿

定位：位于小腿前外侧，外踝尖上8寸，条口外，距胫骨前缘二横指（中指中节两端纹头之间的距离为一横指）处。

艾灸：用艾条温和灸法，以达到受灸者最大忍热度为宜，切记不要灼伤皮肤，对侧用同样方法灸疗。

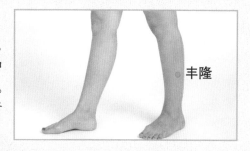

辅助治疗

养生茶

用料：胖大海、罗汉果。

做法：（1）胖大海2枚，罗汉果10克；（2）煮沸30分钟后即可饮用；（3）每日1剂。

泡脚包

用料：桔梗10克，艾叶10克。

做法：煮20~30分钟，不兑凉水，可先用蒸汽熏蒸脚底和小腿（熏蒸时足浴盆底部置架子，脚放架子上，以免烫伤，盆面上可盖毛巾，保证蒸汽不外泄），待温度合适后取掉架子，泡脚10~15分钟，身体微微出汗即可。

137

发 热

发热又称发烧，正常人在体温调节中枢的调控下，机体的产热和散热过程经常保持动态平衡，当机体在致热原作用下或体温中枢的功能障碍时，使产热过程增加，而散热不能相应地随之增加或散热减少，体温升高超过正常范围，称为发热。发热也是疾病的一个标志，因此，体温不太高时，可通过多喝水来减少发热带来的不适感。

穴 位

主要穴位：大椎、曲池、足三里。
辅助穴位：肺俞、风门。

大 椎 补虚宁神、清热解表

定位：位于后正中线上，第七颈椎棘突下凹陷中。
艾灸：用艾条温和灸法，以局部皮肤有温热感至局部皮肤潮红透热为宜。

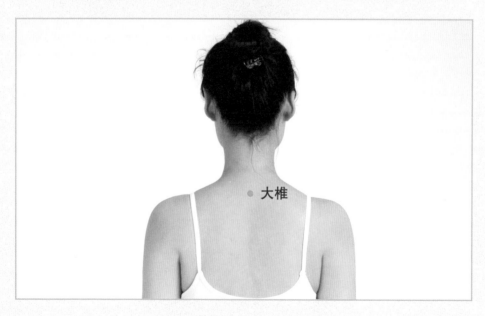

大椎

曲 池 清热泻火、宣肺解表

定位: 位于肘部,肘横纹外侧端,屈肘,当尺泽与肱骨外上髁连线中点处。

艾灸: 用艾条温和灸法,以局部皮肤有温热感至局部皮肤潮红透热为宜,对侧用同样方法灸疗。

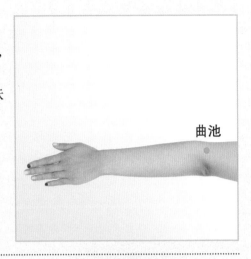

曲池

足三里 通经活络、补虚泻热

定位: 位于小腿前外侧,当犊鼻下3寸,距胫骨前缘一横指(中指中节两端纹头之间的距离)处。

艾灸: 用艾条温和灸法,以达到受灸者最大忍热度为宜,切记不要灼伤皮肤,对侧用同样方法灸疗。

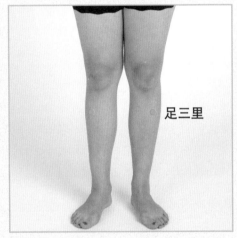

足三里

辅助治疗

养生茶

用料:生姜、红糖。

做法:(1)生姜10克,红糖10克;(2)先将红糖煮沸20分钟后,加入姜片,再煮沸3分钟即可饮用;(3)每日1剂。

泡脚包

用料:艾叶10克,生姜7~8片。

做法:煮20~30分钟,不兑凉水,可先用蒸汽熏蒸脚底和小腿(熏蒸时足浴盆底部置架子,脚放架子上,以免烫伤,盆面上可盖毛巾,保证蒸汽不外泄),待温度合适后取掉架子,泡脚10~15分钟,身体微微出汗即可。

胸 闷

胸闷是一种主观感觉，即呼吸费力或气不够用。轻者无不适，重者觉得难受，似乎被石头压住胸膛，甚至发生呼吸困难，可伴随其他症状如胸痛、压迫感、心悸、喘、灼热感、吐酸水、冒冷汗、恶心、呕吐等。胸闷可能是身体器官的功能性表现，也可能是人体发生疾病的最早症状之一。

穴 位

主要穴位：中脘、神门、大陵、内关。
辅助穴位：膈俞、膻中。

中 脘 降逆除闷、和胃健脾

定位：位于上腹部，前正中线上，当脐中上 4 寸处。
艾灸：点燃艾灸盒放于穴位上灸治，以达到受灸者最大忍热度为宜，切记不要灼伤皮肤。

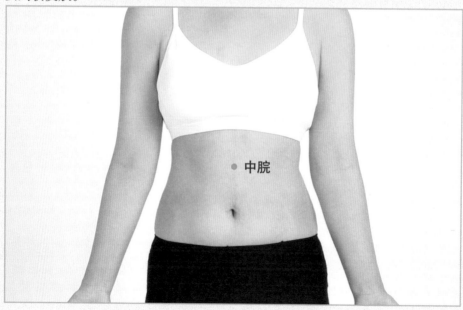

神门 补益心气、安定心神

定位：位于腕部，腕掌侧横纹尺侧端，尺侧腕屈肌腱的桡侧凹陷处。

艾灸：用艾条回旋灸法，以达到受灸者最大忍热度为宜，切记不要灼伤皮肤。

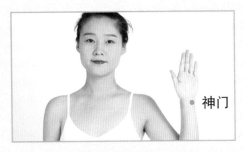

大陵 和胃宽胸、清心宁神

定位：位于腕掌横纹的中点处，当掌长肌腱与桡侧腕屈肌腱之间处。

艾灸：用艾条回旋灸法，以局部皮肤有温热感至局部皮肤潮红透热为宜，对侧用同样方法灸疗。

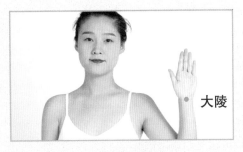

内关 理气宽胸、宁心安神

定位：位于前臂掌侧，曲泽与大陵的连线上，腕横纹上2寸，掌长肌腱与桡侧腕屈肌腱之间处。

艾灸：用艾条回旋灸法，以热力深入体内直达病所为宜，对侧用同样方法灸疗。

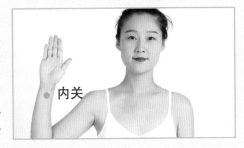

辅助治疗

养生茶

　　用料：丹参、绞股蓝、三七。

　　做法：（1）丹参10克，绞股蓝10克，三七10克；（2）煮沸40分钟后即可饮用；（3）每日1剂。

泡脚包

　　用料：艾叶10克，红花5克。

　　做法：煮20~30分钟，不兑凉水，可先用蒸汽熏蒸脚底和小腿（熏蒸时足浴盆底部置架子，脚放架子上，以免烫伤，盆面上可盖毛巾，保证蒸汽不外泄），待温度合适后取掉架子，泡脚10~15分钟，身体微微出汗即可。

哮 喘

哮喘又名支气管哮喘。是由多种细胞及细胞组分参与的慢性气道炎症，此种炎症常伴随引起气道反应性增高，导致反复发作的喘息、气促、胸闷和（或）咳嗽等症状，多在夜间和（或）凌晨发生，此类症状常伴有广泛而多变的气流阻塞，可以自行或通过治疗而逆转。支气管哮喘如诊治不及时，随病程的延长可产生气道不可逆性缩窄和气道重塑。

穴 位

主要穴位：中府、定喘、膻中、神阙。
辅助穴位：关元。

中 府 止咳平喘、宣通肺气

定位：位于胸前壁的外上方，云门下 1 寸，平第一肋间隙，距前正中线 6 寸处。
艾灸：用艾条温和灸法，以局部皮肤有温热感至局部皮肤潮红透热为宜，对侧用同样方法灸疗。

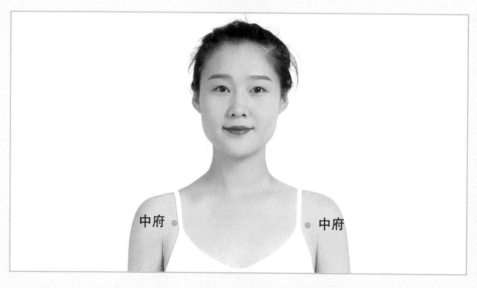

定 喘 止咳平喘、化痰清肺

定位：位于背部，当第七颈椎棘突下，旁开0.5寸处。

艾灸：点燃艾灸盒放于穴位上灸治，以热力深入体内直达病所为宜。

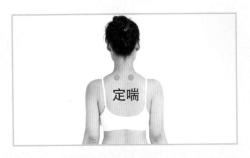

膻 中 宽胸理气、活血化瘀

定位：位于胸部，当前正中线上，平第四肋间，两乳头连线的中点。

艾灸：用艾条温和灸法，以局部皮肤有温热感至局部皮肤潮红透热为宜。

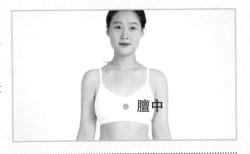

神 阙 振奋元阳、补益心气

定位：位于腹中部，脐中央位置。

艾灸：点燃艾灸盒放于穴位上，以局部皮肤有温热感至局部皮肤潮红透热为宜。

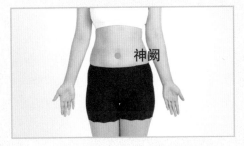

辅助治疗

养生茶

　　用料：橘红、绿茶。

　　做法：（1）橘红10克，绿茶3克；（2）沸水冲泡10分钟后即可饮用；（3）每日1剂。

泡脚包

　　用料：艾叶10克，生姜5~6片，紫苏叶10克。

　　做法：煮20~30分钟，不兑凉水，可先用蒸汽熏蒸脚底和小腿（熏蒸时足浴盆底部置架子，脚放架子上，以免烫伤，盆面上可盖毛巾，保证蒸汽不外泄），待温度合适后取掉架子，泡脚10~15分钟，身体微微出汗即可。

肺　炎

　　肺炎是指终末气道、肺泡和肺间质等组织病变所发生的炎症，主要临床表现为寒战、高热、咳嗽、咳痰，深呼吸和咳嗽时，有少量或大量的痰，部分患者伴有胸痛或呼吸困难，病情严重者可并发肺水肿、败血症、感染性休克、支气管扩张等疾病。本病起病急，严重可致死，须及时治疗，并注意日常保养护理。

穴　位

　　主要穴位：风门、肺俞、中府。
　　辅助穴位：列缺、大椎。

风门 宣通肺气、清热祛风

定位：位于背部，于第二胸椎棘突下，旁开 1.5 寸处。
艾灸：点燃艾灸盒放于穴位上灸治，以局部皮肤有温热感至局部皮肤潮红透热为宜。

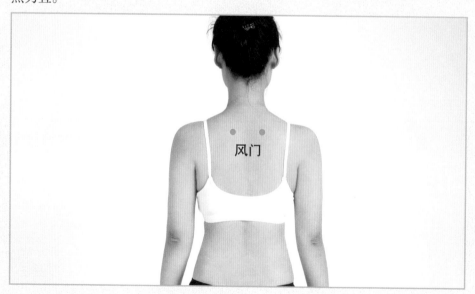

肺 俞 清热理气、解表宣肺

定位：位于背部，于第三胸椎棘突下，旁开 1.5 寸处。

艾灸：点燃艾灸盒放于穴位上，以皮肤有温热感为宜。

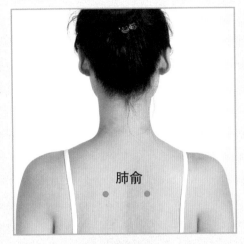

中 府 止咳化痰、清泻肺热

定位：位于胸前壁的外上方，云门下 1 寸，平第一肋间隙，距前正中线 6 寸处。

艾灸：用艾条温和灸法，以皮肤有温热感为宜。

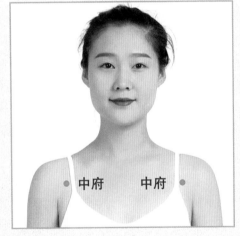

辅助治疗

养生茶

　　用料：芦根、甘草、桑白皮。

　　做法：（1）芦根 15 克，甘草 3 克，桑白皮 10 克；（2）煮沸 30 分钟后即可饮用；（3）每日 1 剂。

泡脚包

　　用料：苇茎 10 克，鱼腥草 10 克。

　　做法：煮 20~30 分钟，不兑凉水，可先用蒸汽熏蒸脚底和小腿（熏蒸时足浴盆底部置架子，脚放架子上，以免烫伤，盆面上可盖毛巾，保证蒸汽不外泄），待温度合适后取掉架子，泡脚 10~15 分钟，身体微微出汗即可。

胸膜炎

胸膜炎又称肋膜炎，胸腔内可伴液体积聚或无液体积聚。炎症控制后，胸膜可恢复至正常，或发生两层胸膜相互粘连。临床主要表现为胸痛、咳嗽、胸闷、气急，甚至呼吸困难。多见于青年人和儿童。

穴 位

主要穴位：膻中、章门、侠溪。
辅助穴位：膈俞。

膻 中 清肺化痰、理气宽胸

定位：位于胸部，当前正中线上，平第四肋间，两乳头连线的中点。
艾灸：用艾条温和灸法，以热力深入体内直达病所至局部皮肤潮红透热为宜。

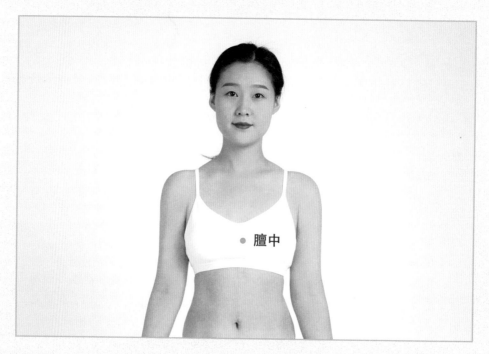

● 膻中

章门 清利湿热、理气散结

定位：位于侧腹部，第十一肋游离端的下方处。

艾灸：用艾条温和灸法，以皮肤有温热感为宜。

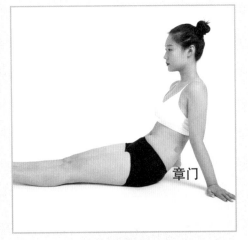

侠溪 消肿止痛、清热息风

定位：位于足背外侧，当第四、五趾间，趾蹼缘后方赤白肉际处。

艾灸：用艾条温和灸法，以热力感深入皮肤至穴位皮肤潮红透热为宜。

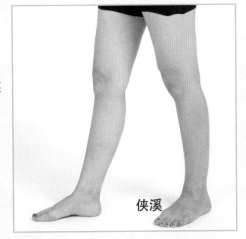

辅助治疗

养生茶

用料：夏枯草、仙鹤草。

做法：（1）夏枯草10克，仙鹤草10克；（2）煮沸10分钟后即可饮用；（3）每日1剂。

泡脚包

用料：金银花5克，大青叶5克，鱼腥草5克，艾叶5克。

做法：煮20~30分钟，不兑凉水，可先用蒸汽熏蒸脚底和小腿（熏蒸时足浴盆底部置架子，脚放架子上，以免烫伤，盆面上可盖毛巾，保证蒸汽不外泄），待温度合适后取掉架子，泡脚10~15分钟，身体微微出汗即可。

147

支气管炎

支气管炎是指气管、支气管黏膜及其周围组织的慢性非特异性炎症。支气管炎主要原因为病毒和细菌的反复感染形成了支气管的慢性非特异性炎症。当气温下降、呼吸道小血管缺血、防御功能下降、烟雾粉尘、大气污染等慢性刺激也致发病。吸烟易造成感染，过敏因素与支气管炎发病也有一定关系。

穴 位

主要穴位：天突、膻中、关元、膏肓。
辅助穴位：足三里。

天 突 宣肺止咳、理气化痰

定位：位于颈部，当前正中线上，胸骨上窝中央。
艾灸：用艾条悬灸法，以出现明显循经感传现象为宜。

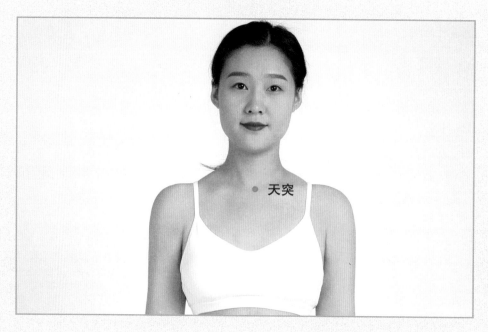
天突

膻 中 活血化瘀、宽胸理气

定位：位于胸部，当前正中线上，平第四肋间，两乳头连线的中点。

艾灸：用艾条悬灸法，以皮肤有温热感为宜。

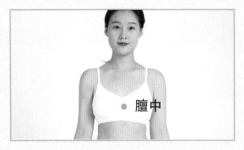

关 元 补气回阳、培肾固本

定位：位于下腹部，前正中线上，当脐中下3寸处。

艾灸：点燃艾灸盒放于穴位上灸治，以局部皮肤有温热感至局部皮肤潮红透热为宜。

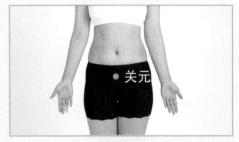

膏 肓 补虚益损、调理肺气

定位：位于背部，当第四胸椎棘突下，旁开3寸处。

艾灸：点燃艾灸盒放于穴位上灸治，以热力深入体内直达病所为宜。

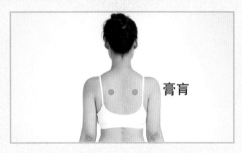

辅助治疗

养生茶

用料：百合、杏仁、川贝。

做法：（1）百合10克，杏仁6克，川贝6克；（2）煮沸20分钟后即可饮用；（3）每日1剂。

泡脚包

用料：鱼腥草10克，艾叶10克。

做法：煮20~30分钟，不兑凉水，可先用蒸汽熏蒸脚底和小腿（熏蒸时足浴盆底部置架子，脚放架子上，以免烫伤，盆面上可盖毛巾，保证蒸汽不外泄），待温度合适后取掉架子，泡脚10~15分钟，身体微微出汗即可。

结核病

  结核病又称肺结核病，是由结核杆菌感染引起的慢性传染病。结核菌可能侵入人体全身各种器官，但主要侵犯肺脏。结核病趋于年轻化，是容易发生的一种慢性和缓发的传染病。潜伏期 4～8 周。其中 80% 发生在肺部，其他部位也可继发感染。人与人之间呼吸道传播是本病传染的主要方式。随着环境污染和艾滋病的传播，结核病发病率越发强烈。常有低热、乏力等全身症状与咳嗽、咯血等呼吸系统症状。

穴 位

  主要穴位： 身柱、命门、关元。
  辅助穴位： 足三里、肺俞。

身 柱 宁神镇咳、宣肺清热

定位： 位于背部，当后正中线上，第三胸椎棘突下凹陷处。
艾灸： 点燃艾灸盒放于穴位上灸治，以局部皮肤有温热感至局部皮肤潮红透热为宜。

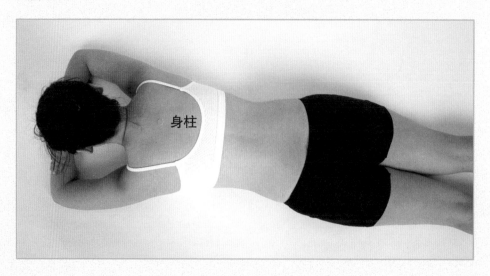

命门 培补元阳、补肾壮阳

定位：位于腰部，当后正中线上灸治，第二腰椎棘突下凹陷处。

艾灸：点燃艾灸盒放于穴位上，以局部皮肤有温热感至局部皮肤潮红透热为宜。

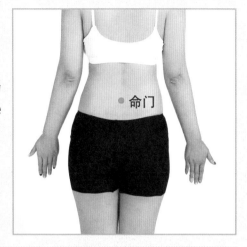

关元 补气回阳、培肾固本

定位：位于下腹部，前正中线上，当脐中下3寸处。

艾灸：点燃艾灸盒放于穴位上，以出现明显循经感传现象皮肤有温热感为宜。

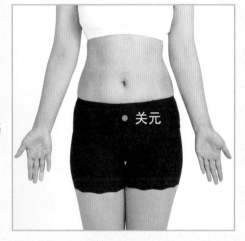

辅助治疗

养生茶

　　用料：地榆、夏枯草。

　　做法：（1）地榆10克，夏枯草10克；（2）煮沸30分钟后即可饮用；（3）每日1剂。

泡脚包

　　用料：白花蛇舌草10克，艾叶10克。

　　做法：煮20~30分钟，不兑凉水，可先用蒸汽熏蒸脚底和小腿（熏蒸时足浴盆底部置架子，脚放架子上，以免烫伤，盆面上可盖毛巾，保证蒸汽不外泄），待温度合适后取掉架子，泡脚10~15分钟，身体微微出汗即可。

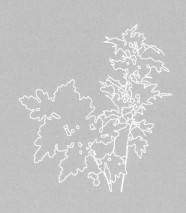

第八章
泌尿系统常见病的艾灸治疗

慢性肾炎

慢性肾炎是一种以慢性肾小球病变为主的肾小球疾病，也是一种常见的慢性肾脏疾病，它可发生于任何年龄，现在正逐渐趋于年轻化，以青、中年为主，病程可长达一年以上。慢性肾炎的症状各异，大部分患者有明显血尿、浮肿、高血压症状，并有全身乏力、纳差、腹胀、贫血等病症。艾灸可以通过穴位灸治炎症，是一种疗效十分好的手段。

穴 位

主要穴位：中脘、肾俞、阴陵泉、涌泉。
辅助穴位：神阙、丰隆、关元。

中 脘 调气止痛、理气化湿

定位：位于上腹部，前正中线上，当脐中上 4 寸处。
艾灸：点燃艾灸盒放于穴位上灸治，以局部皮肤有温热感至局部皮肤潮红透热为宜。

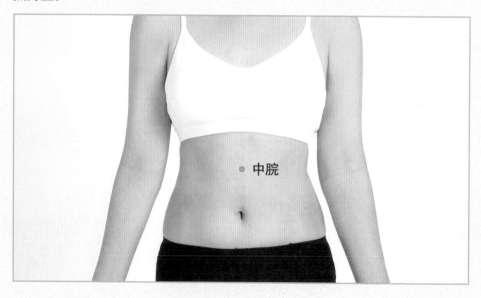

肾 俞 强健腰肾、益肾固精

定位：位于腰部，当第二腰椎棘突下旁开 1.5 寸处。

艾灸：点燃艾灸盒放于穴位上灸治，以局部皮肤有温热感至局部皮肤潮红透热为宜。

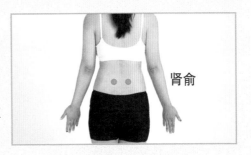

阴陵泉 行气消肿、益肾利湿

定位：位于小腿内侧，当胫骨内侧髁后下方凹陷处。

艾灸：用艾条温和灸法，以出现明显循经感传现象为宜，对侧用同样方法灸疗。

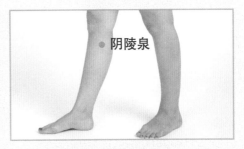

涌 泉 滋阴健脾、散热益肾

定位：位于足底前部二、三趾趾缝纹头与足跟连线前中 1/3 交点上。

艾灸：用艾条温和灸法，以局部皮肤有温热感至局部皮肤潮红透热为宜。

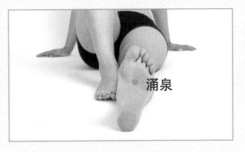

辅助治疗

养生茶

　　用料：黄芪、淫羊藿。

　　做法：（1）黄芪 10 克，淫羊藿 10 克；（2）煮沸 30 分钟后即可饮用；（3）每日 1 剂。

泡脚包

　　用料：白茅根 10 克，艾叶 10 克。

　　做法：煮 20~30 分钟，不兑凉水，可先用蒸汽熏蒸脚底和小腿（熏蒸时足浴盆底部置架子，脚放架子上，以免烫伤，盆面上可盖毛巾，保证蒸汽不外泄），待温度合适后取掉架子，泡脚 10~15 分钟，身体微微出汗即可。

前列腺炎

　　前列腺炎是现代社会成年男性常见病之一，是由多种复杂原因和诱因引起的前列腺炎症。前列腺炎的临床表现具有多样化，以尿道刺激症状和慢性盆腔疼痛为其主要表现。并伴有尿急、尿频、排尿时有灼烧感、排尿疼痛、排尿终末血尿或脓性分泌物等。治疗前列腺炎需要养肾升阳、消炎祛痛。通过艾灸疗穴可起到治本的作用。

穴 位

主要穴位：命门、气海、肾俞。
辅助穴位：三阴交、关元、中极。

命 门 健腰益肾、温和肾阳

定位：位于腰部，当后正中线上，第二腰椎棘突下凹陷处。
艾灸：点燃艾灸盒放于穴位上灸治，以局部皮肤有温热感至局部皮肤潮红透热为宜。

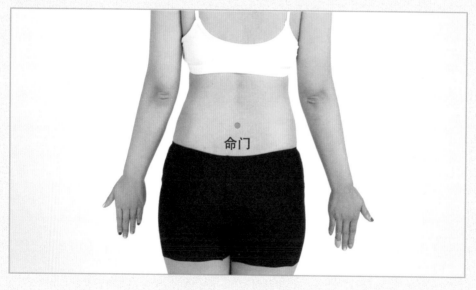

气 海 分清别浊、益气升阳

定位：位于下腹部，前正中线上，当脐中下1.5寸处。

艾灸：点燃艾灸盒放于穴位上灸治，以皮肤有温热感为宜。

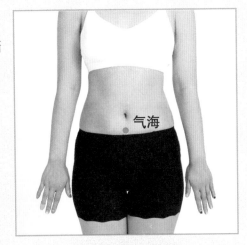

肾 俞 强腰调肾、散热祛湿

定位：位于腰部，当第二腰椎棘突下旁开1.5寸处。

艾灸：点燃艾灸盒放于穴位上灸治，以皮肤有温热感为宜，对侧用同样方法灸疗。

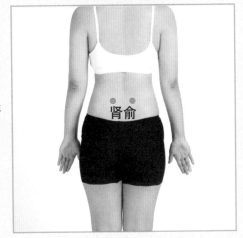

辅助治疗

养生茶

　　用料：车前草、泽泻、茯苓。

　　做法：（1）车前草10克，泽泻10克，茯苓10克；（2）煮沸20分钟后即可饮用；（3）每日1剂。

泡脚包

　　用料：车前子5克，石韦10克，艾叶5克。

　　做法：煮20~30分钟，不兑凉水，可先用蒸汽熏蒸脚底和小腿（熏蒸时足浴盆底部置架子，脚放架子上，以免烫伤，盆面上可盖毛巾，保证蒸汽不外泄），待温度合适后取掉架子，泡脚10~15分钟，身体微微出汗即可。

膀胱炎

膀胱炎是泌尿系统最常见的疾病，膀胱炎大多是由于细菌感染所引起，过于劳累、受凉、长时间憋尿、性生活不洁也容易发病。初期表现症状轻微，仅有膀胱刺激症状，伴有尿频、尿急、尿痛、脓尿、血尿等，此时治疗会很快痊愈。治疗此病须遵医嘱服用抗菌药物，一般情况适当休息并注意清洁卫生就可好转，配合艾灸利湿消炎治疗可快速痊愈。

穴 位

主要穴位：大肠俞、次髎、中极 。
辅助穴位：膀胱俞、关元。

大肠俞 理气化滞、疏调肠腑

定位：位于腰部，当第四腰椎棘突下，旁开1.5寸处。
艾灸：点燃艾灸盒放于穴位上灸治，以热力深入体内直达病所为宜。

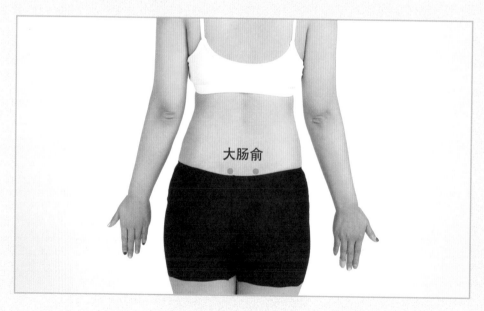

次 髎 强腰利湿、补益下焦

定位： 位于骶部，当髂后上棘内下方，适对第二骶后孔处。

艾灸： 点燃艾灸盒放于穴位上灸治，以局部皮肤有温热感至局部皮肤潮红透热为宜。

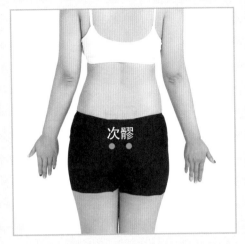

中 极 助气利湿、清热利肾

定位： 位于下腹部，前正中线上，当脐中下 4 寸处。

艾灸： 点燃艾灸盒放于穴位上灸治，以局部皮肤有温热感至局部皮肤潮红透热为宜。

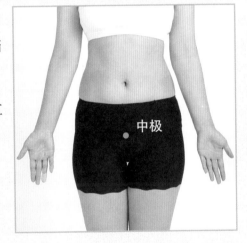

辅助治疗

养生茶

用料：玉米须、竹叶。

做法：（1）玉米须 5 克，竹叶 5 克；（2）煮沸 20 分钟即可饮用；（3）每日 1 剂。

泡脚包

用料：泽泻 10 克，艾叶 10 克。

做法：煮 20~30 分钟，不兑凉水，可先用蒸汽熏蒸脚底和小腿（熏蒸时足浴盆底部置架子，脚放架子上，以免烫伤，盆面上可盖毛巾，保证蒸汽不外泄），待温度合适后取掉架子，泡脚 10~15 分钟，身体微微出汗即可。

尿道炎

尿道炎是由于尿道损伤、尿道内异物、尿道梗阻，或因邻近器官出现炎症，或因性生活不洁等因素引起的尿道细菌感染。因女性尿道短、直，多见于女性患者。患有尿道炎的人常会有尿频、尿急、排尿有灼烧感或排尿困难等症状，并伴有较多尿道分泌物，开始为黏液性，后转至脓性。治疗此症依然需要利湿消炎，使用艾灸可以轻松地实现。

穴 位

主要穴位：神阙、中极、膀胱俞、三阴交。
辅助穴位：阴陵泉、曲池。

神 阙 *补中和胃、健脾益气*

定位：位于腹中部，脐中央位置。
艾灸：点燃艾灸盒放于穴位上灸治，以皮肤有温热感为宜。

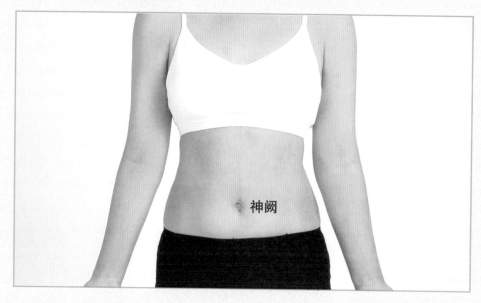

中极 助气利湿、利肾祛热

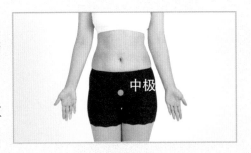

定位：位于下腹部，前正中线上，当脐中下4寸处。

艾灸：点燃艾灸盒放于穴位上灸治，以局部皮肤有温热感至局部皮肤潮红透热为宜。

膀胱俞 通利水道、竖条膀胱

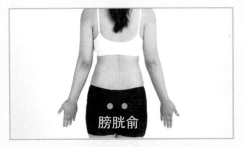

定位：位于骶部，当骶正中嵴旁开1.5寸，平第二骶后孔处。

艾灸：点燃艾灸盒放于穴位上，以热力深入体内直达病所为宜。

三阴交 疏调气机、通利肾道

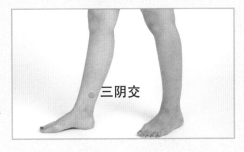

定位：位于小腿内侧，当足内踝尖上3寸，胫骨内侧缘后方处。

艾灸：用艾条温和灸法，以局部皮肤有温热感至局部皮肤潮红透热为宜，对侧用同样方法灸疗。

辅助治疗

养生茶

用料：车前草、茅根。

做法：（1）车前草10克，茅根10克；（2）沸水煮开10分钟后即可饮用；（3）每日1剂。

泡脚包

用料：车前草10克，艾叶10克。

做法：煮20~30分钟，不兑凉水，可先用蒸汽熏蒸脚底和小腿（熏蒸时足浴盆底部置架子，脚放架子上，以免烫伤，盆面上可盖毛巾，保证蒸汽不外泄），待温度合适后取掉架子，泡脚10~15分钟，身体微微出汗即可。

第九章
男性生殖系统常见病的艾灸治疗

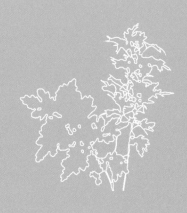

阳 痿

阳痿即勃起功能障碍，是指过去三个月中，阴茎持续不能达到和维持足够的勃起以进行满意的性交。勃起功能障碍是男性最常见的性功能障碍之一，尽管勃起功能障碍不是一种危及生命的疾病，但与患者的生活质量、性伴侣关系、家庭稳定密切相关，也是许多躯体疾病的早期预警信号。通过艾灸穴位治疗来温肾助阳、培肾固本以起到治愈作用。

穴 位

主要穴位：中极、肾俞、腰阳关。
辅助穴位：关元、命门。

中 极 调理冲任、益肾固精

定位：位于下腹部，前正中线上，当脐中下 4 寸处。
艾灸：点燃艾灸盒放于穴位上灸治，以皮肤有温热感为宜。

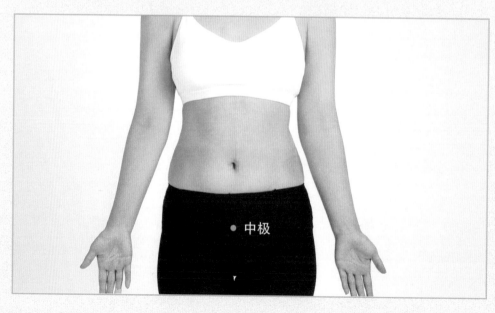

肾 俞 培肾固本、补益元气

定位： 位于腰部，当第二腰椎棘突下旁开 1.5 寸处。

艾灸： 点燃艾灸盒放于穴位上灸治，以皮肤有温热红晕为宜。

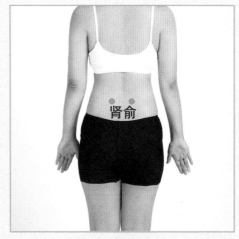

腰阳关 调理督脉、温肾助阳

定位： 位于腰部，当后正中线上，第四腰椎棘突下陷中位置。

艾灸： 点燃艾灸盒放于穴位上灸治，以局部皮肤有温热感至局部皮肤潮红透热为宜。

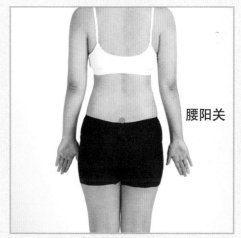

辅助治疗

养生茶

用料：淫羊藿、党参、黄芪。

做法：（1）淫羊藿 10 克，党参 10 克，黄芪 10 克；（2）煮沸 30 分钟后即可饮用；（3）每日 1 剂。

泡脚包

用料：杜仲 10 克，桑寄生 5 克，桂枝 5 克。

做法：煮 20~30 分钟，不兑凉水，可先用蒸汽熏蒸脚底和小腿（熏蒸时足浴盆底部置架子，脚放架子上，以免烫伤，盆面上可盖毛巾，保证蒸汽不外泄），待温度合适后取掉架子，泡脚 10~15 分钟，身体微微出汗即可。

早　泄

　　早泄是最常见的射精功能障碍，以性交之始即行排精，甚至性交前即泄精，不能进行正常性生活为主要表现，发病率占成年男子的1/3以上。中医认为本病多由于房劳过度或频繁手淫导致肾精亏耗、肾阴不足、相火偏亢或体虚羸弱、虚损遗精日久、肾气不固导致肾阴阳俱虚所致，需要补肾固精，调理补气。艾灸疗法作为穴位疗法可直达病灶，改善身体环境，从根源上治愈早泄问题。

穴　位

　　主要穴位：肾俞、腰阳关、神阙。
　　辅助穴位：中极、关元、足三里。

肾　俞　强健腰肾、益肾固精

定位：位于腰部，当第二腰椎棘突下旁开1.5寸处。
艾灸：点燃艾灸盒放于穴位上灸治，以局部皮肤有温热感至局部皮肤潮红透热为宜。

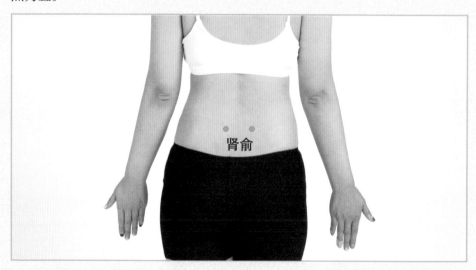

腰阳关 舒筋活络、祛寒除湿

定位：位于腰部，当后正中线上，第四腰椎棘突下陷中位置。

艾灸：点燃艾灸盒放于穴位上灸治，以皮肤有温热感为宜。

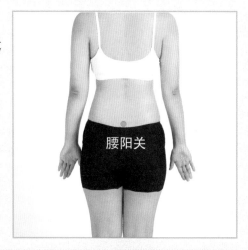

神 阙 调理冲任、补肾固精

定位：位于腹中部，脐中央位置。

艾灸：点燃艾灸盒放于穴位上灸治，以局部皮肤有温热感至局部皮肤潮红透热为宜。

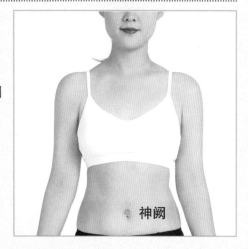

辅助治疗

养生茶

　　用料：首乌、生地。

　　做法：（1）首乌3克，生地10克；（2）煮沸30分钟即可饮用；（3）每日1剂。

泡脚包

　　用料：五倍子10克，艾叶10克。

　　做法：煮20~30分钟，不兑凉水，可先用蒸汽熏蒸脚底和小腿（熏蒸时足浴盆底部置架子，脚放架子上，以免烫伤，盆面上可盖毛巾，保证蒸汽不外泄），待温度合适后取掉架子，泡脚10~15分钟，身体微微出汗即可。

遗　精

　　遗精是指不因性生活而精液遗泄的病证。多因劳欲过度、饮食不节、恣情纵欲等引起，基本病机为肾失封藏，精关不固。病变脏腑责之肾、心、肝、脾。临床辨证应分清虚实或虚实夹杂。实证以清泄为主，虚证用补涩为要，虚实夹杂者，应虚实兼顾。一般成年男性遗精每周不超过1次属正常的生理现象，超过1次并伴有精神萎靡、腰酸腿软、心慌气喘，则属于病理性遗精。

穴　位

主要穴位：气海、关元、腰眼。
辅助穴位：命门、肾俞、足三里。

气　海　调理冲任、补气益气

定位：位于下腹部，前正中线上，当脐中下1.5寸处。
艾灸：点燃艾灸盒放于穴位上灸治，以局部皮肤有温热感至局部皮肤潮红透热为宜。

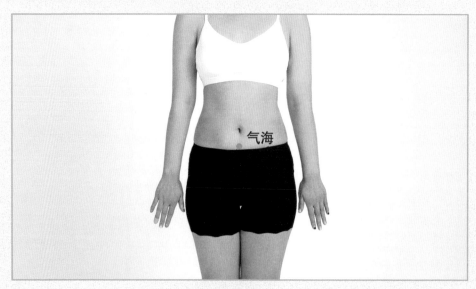

关 元 补气回阳、培肾固本

定位：位于下腹部，前正中线上，当脐中下3寸处。

艾灸：点燃艾灸盒放于穴位上灸治，以皮肤有温热感为宜。

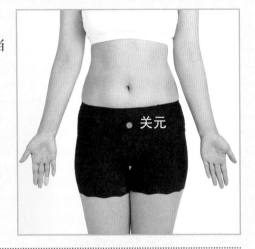

腰 眼 畅达气血、强腰健肾

定位：中医奇穴，位于腰部，当第四腰椎棘突下，旁开3.5寸凹陷处。

艾灸：点燃艾灸盒放于穴位上灸治，以局部皮肤有温热感至局部皮肤潮红透热为宜。

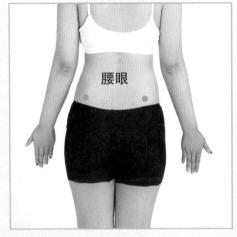

辅助治疗

养生茶

　　用料：菟丝子、枸杞。

　　做法：（1）菟丝子6克，枸杞3克；（2）煮沸30分钟后即可饮用；（3）每日1剂。

泡脚包

　　用料：杜仲10克，艾叶10克。

　　做法：煮20~30分钟，不兑凉水，可先用蒸汽熏蒸脚底和小腿（熏蒸时足浴盆底部置架子，脚放架子上，以免烫伤，盆面上可盖毛巾，保证蒸汽不外泄），待温度合适后取掉架子，泡脚10~15分钟，身体微微出汗即可。

阴囊潮湿

阴囊潮湿是指由脾虚肾虚、药物过敏、缺乏维生素、真菌滋生等原因引起的男性阴囊糜烂、潮湿、瘙痒等症状，是一种男性特有的皮肤病，可分为急性期、亚急性期、慢性期三个过程。中医认为风邪、湿邪、热邪、血虚、虫淫等为致病的主要原因。须清热祛湿、疏风活络来彻底治愈，通过艾灸疗法可有效达到此效果。

穴 位

主要穴位：陶道、肺俞、曲池、阴陵泉。
辅助穴位：神门、膀胱俞。

陶 道 祛湿止痒、疏风清热

定位：位于背部，当后正中线上，第一胸椎棘突下凹陷中。
艾灸：点燃艾灸盒放于穴位上灸治，以局部皮肤有温热感至局部皮肤潮红透热为宜。

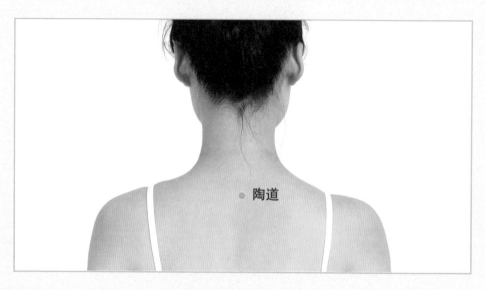

陶道

肺 俞 祛热活血、散发脏热

定位： 位于背部，于第三胸椎棘突下，旁开1.5寸处。

艾灸： 用艾条雀啄灸法，以皮肤有温热感为宜，对侧用同样方法灸疗。

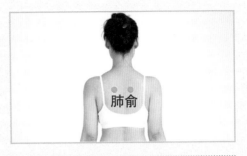

曲 池 降逆活络、清热和营

定位： 位于肘部，肘横纹外侧端，屈肘，当尺泽与肱骨外上髁连线中点处。

艾灸： 用艾条温和灸法，以出现明显循经感传现象为宜，对侧用同样方法灸疗。

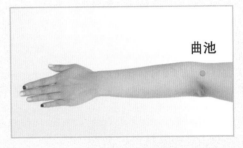

阴陵泉 通经活络、益肾利湿

定位： 位于小腿内侧，当胫骨内侧髁后下方凹陷处。

艾灸： 用艾条雀啄灸法，以皮肤有温热红晕为宜，对侧用同样方法灸疗。

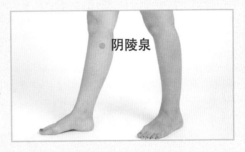

辅助治疗

养生茶

　　用料：肉苁蓉、大枣。

　　做法：（1）肉苁蓉10克，大枣3颗；（2）煮沸30分钟后即可饮用；（3）每日1剂。

泡脚包

　　用料：泽泻10克，茯苓5克，艾叶5克。

　　做法：煮20~30分钟，不兑凉水，可先用蒸汽熏蒸脚底和小腿（熏蒸时足浴盆底部置架子，脚放架子上，以免烫伤，盆面上可盖毛巾，保证蒸汽不外泄），待温度合适后取掉架子，泡脚10~15分钟，身体微微出汗即可。

171

性冷淡

　　性冷淡是指由于疾病、精神、年龄等因素导致的性欲缺乏，即对性生活缺乏兴趣。性冷淡生理症状主要体现在：性爱抚无反应或快感反应不足；无性爱快感或快感不足；迟钝，缺乏性高潮；性器官发育不良或性器官萎缩、老化、细胞缺水、活性不足等。心理症状主要是对性爱恐惧、厌恶及心里抵触等。通过艾灸对自身阴阳、肾气调补，缓解症状达到治愈效果。

穴 位

主要穴位：膻中、乳根、气海、命门。
辅助穴位：关元、次髎。

膻 中　理气宽胸、活血化瘀

定位：位于胸部，当前正中线上，平第四肋间，两乳头连线的中点。
艾灸：用艾条回旋灸法，以出现明显循经感传现象为宜。

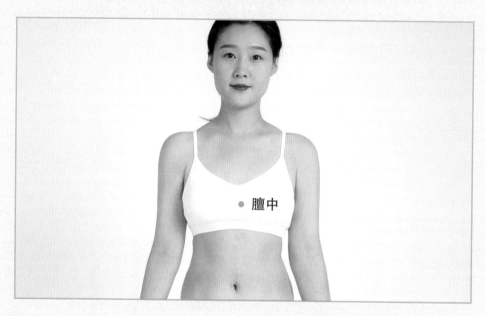
膻中

乳 根 降逆化痰、燥化脾湿

定位：位于胸部乳头直下，乳房根部，第五肋间隙，距前正中线4寸处。

艾灸：用艾条回旋灸法，以皮肤有温热感为宜，对侧用同样方法灸疗。

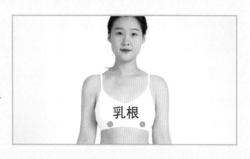

气 海 畅达气血、温补脾肾

定位：位于下腹部，前正中线上，当脐中下1.5寸处。

艾灸：点燃艾灸盒放于穴位上灸治，以局部皮肤有温热感至局部皮肤潮红透热为宜。

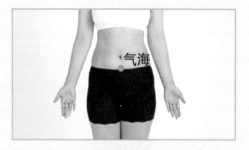

命 门 健腰益肾、温和肾阳

定位：位于腰部，当后正中线上，第二腰椎棘突下凹陷处。

艾灸：点燃艾灸盒放于穴位上灸治，以局部皮肤有温热感至局部皮肤潮红透热为宜。

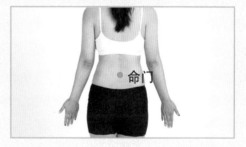

辅助治疗

养生茶

　　用料：淫羊藿、锁阳。

　　做法：（1）淫羊藿10克，锁阳10克；（2）煮沸30分钟后即可饮用；（3）每日1剂。

泡脚包

　　用料：肉苁蓉10克，艾叶10克。

　　做法：煮20~30分钟，不兑凉水，可先用蒸汽熏蒸脚底和小腿（熏蒸时足浴盆底部置架子，脚放架子上，以免烫伤，盆面上可盖毛巾，保证蒸汽不外泄），待温度合适后取掉架子，泡脚10~15分钟，身体微微出汗即可。

男性不育症

生育的基本条件是要具有正常的性功能和能与卵子结合的正常精子。不育症指正常育龄夫妇婚后有正常性生活，长期不避孕，却未生育。在已婚夫妇中不孕者有15%，其中单纯女性因素为50%，单纯男性为30%。男性多由于内分泌、生殖道感染、性功能障碍等引起。不育症患者须及时就医治疗，日常配合艾灸养肾固精，调节肝肾来起到辅助治疗作用。

穴 位

主要穴位：气海、足三里、三阴交。
辅助穴位：命门、关元。

气 海 调理冲任、益肾固精

定位：位于下腹部，前正中线上，当脐中下1.5寸处。
艾灸：点燃艾灸盒放于穴位上灸治，以局部皮肤有温热感至局部皮肤潮红透热为宜。

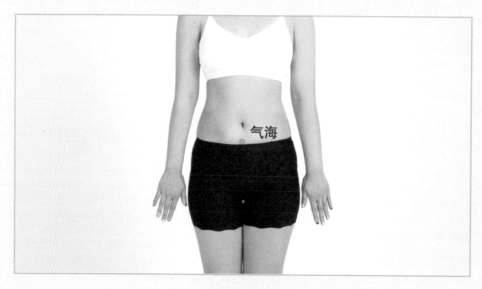

足三里 通经活络、扶正培元

定位： 位于小腿前外侧，当犊鼻下3寸，距胫骨前缘一横指（中指中节两端纹头之间的距离）处。

艾灸： 用艾条温和灸法，以皮肤有温热红晕为宜，对侧用同样方法灸疗。

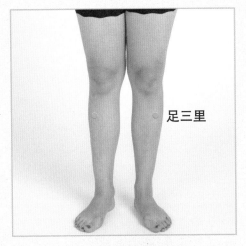

足三里

三阴交 调节肝肾、健脾利湿

定位： 位于小腿内侧，当足内踝尖上3寸，胫骨内侧缘后方处。

艾灸： 用艾条温和灸法，以局部皮肤有温热感至局部皮肤潮红透热为宜，对侧用同样方法灸疗。

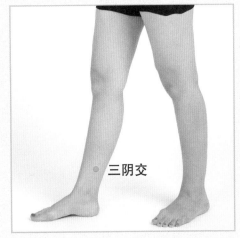

三阴交

辅助治疗

养生茶

用料：巴戟天、菟丝子。

做法：（1）巴戟天10克，菟丝子10克；（2）煮沸30分钟后即可饮用；（3）每日1剂。

泡脚包

用料：肉苁蓉10克，艾叶10克。

做法：煮20~30分钟，不兑凉水，可先用蒸汽熏蒸脚底和小腿（熏蒸时足浴盆底部置架子，脚放架子上，以免烫伤，盆面上可盖毛巾，保证蒸汽不外泄），待温度合适后取掉架子，泡脚10~15分钟，身体微微出汗即可。

第十章
女性生殖系统常见病的艾灸治疗

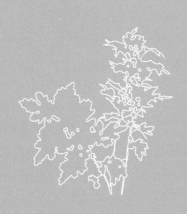

更年期综合征

　　更年期综合征是指女性从生育期向老年期过渡期间，由于性激素含量的减少导致的一系列精神及躯体表现，本病多发于45岁以上的女性，其主要临床表现有月经紊乱，伴潮热、心悸、胸闷、烦躁不安、失眠等症状。通过艾灸穴位疗法达到舒经活血、祛热安神的效果。

穴 位

主要穴位：肾俞、足三里、三阴交、涌泉 。
辅助穴位：太溪。

肾 俞 强健腰肾、培补肾气

定位：位于腰部，当第二腰椎棘突下旁开1.5寸处。
艾灸：点燃艾灸盒放于穴位上灸治，以皮肤有温热感为宜，施灸后按压穴位，有酸胀感为度。

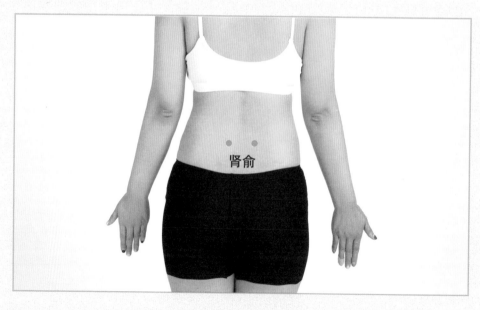

足三里 防病保健、益气补虚

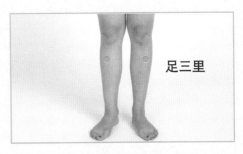

足三里

定位：位于小腿前外侧，当犊鼻下3寸，距胫骨前缘一横指（中指中节两端纹头之间的距离）处。

艾灸：用艾条温和灸法，以出现明显循经感传现象为宜，对侧用同样方法灸疗。

三阴交 健脾理血、益肾平肝

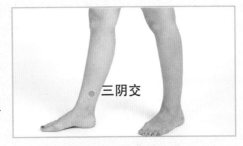

三阴交

定位：位于小腿内侧，当足内踝尖上3寸，胫骨内侧缘后方处。

艾灸：用艾条温和灸法，以皮肤有温热感为宜。

涌 泉 平肝熄风、滋阴益肾

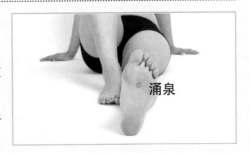

涌泉

定位：位于足底前部二、三趾趾缝纹头与足跟连线前中1/3交点上。

艾灸：用艾条温和灸法，以皮肤有温热感为宜，对侧用同样方法灸疗。

辅助治疗

养生茶

用料：甘草、红枣、小麦、绿茶。

做法：（1）甘草6克，小麦30克，红枣10枚，绿茶6克；（2）将甘草、小麦、红枣煮沸30分钟后备用；（3）将中药液冲泡绿茶后即可饮用；（4）每日1剂。

泡脚包

用料：黄精5克，益智仁5克，艾叶5克。

做法：煮20~30分钟，不兑凉水，可先用蒸汽熏蒸脚底和小腿（熏蒸时足浴盆底部置架子，脚放架子上，以免烫伤，盆面上可盖毛巾，保证蒸汽不外泄），待温度合适后取掉架子，泡脚10~15分钟，身体微微出汗即可。

月经不调

　　月经失调也称月经不调，是妇科常见疾病。月经不调是指月经的周期、经色、经量、经质发生了改变，如垂体前叶或卵巢功能异常，就会发生月经不调。表现为月经周期或出血量的异常，可伴月经前、经期时的腹痛及全身症状。中医认为本病多由情绪异常、寒冷刺激、节食、嗜烟酒而引起。通过日常艾灸镇痛祛热、益气补血，有效解决月经不调症状。

穴　位

　　主要穴位： 关元、足三里、三阴交。
　　辅助穴位： 血海、气海。

关 元 行气活血、调理冲任

定位： 位于下腹部，前正中线上，当脐中下 3 寸处。
艾灸： 点燃艾灸盒放于穴位上灸治，以局部皮肤有温热感至局部皮肤潮红透热为宜。

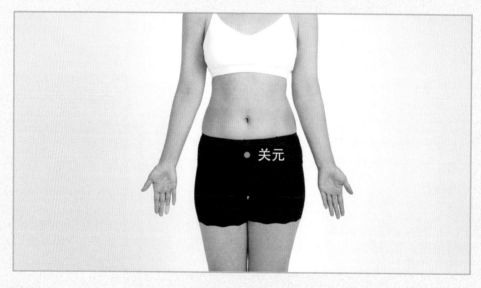

足三里 通经活络、扶正培元

定位: 位于小腿前外侧,当犊鼻下3寸,距胫骨前缘一横指（中指中节两端纹头之间的距离）处。

艾灸: 用艾条温和灸法,以出现明显循经感传现象为宜,对侧用同样方法灸疗。

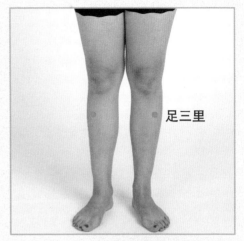

三阴交 益肾平肝、健脾理血

定位: 位于小腿内侧,当足内踝尖上3寸,胫骨内侧缘后方处。

艾灸: 用艾条温和灸法,以局部皮肤有温热感至局部皮肤潮红透热为宜,对侧用同样方法灸疗。

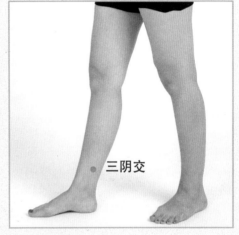

辅助治疗

养生茶

用料:山楂、红糖。

做法:（1）山楂10克,红糖适量;（2）山楂煮沸30分钟后,去渣备用;（3）将山楂液和红糖充分冲泡搅拌后,即可饮用;（4）每日1剂。

泡脚包

用料:元胡5克,当归尾5克,香附10克。

做法:煮20~30分钟,不兑凉水,可先用蒸汽熏蒸脚底和小腿（熏蒸时足浴盆底部置架子,脚放架子上,以免烫伤,盆面上可盖毛巾,保证蒸汽不外泄）,待温度合适后取掉架子,泡脚10~15分钟,身体微微出汗即可。

181

痛 经

　　痛经为最常见的妇科症状之一，又称"月经痛"，是指女性在月经前后或经期，出现下腹部疼痛、坠胀，伴有腰酸或其他不适，严重时恶心、呕吐、腹泻，甚至昏厥。其发病原因常与精神因素、内分泌及生殖器局部病变有关。中医认为本病多因情志郁结或经期受寒饮冷，以致经血滞于胞宫，或体质素弱，胞脉失养引起疼痛。艾灸对调经止痛，止呕活血有奇效，可有效解决每月痛经。

穴 位

　　主要穴位：关元、八髎、三阴交。
　　辅助穴位：血海、地机、足三里。

关 元 调理冲任、温经散寒

定位：位于下腹部，前正中线上，当脐中下 3 寸处。
艾灸：点燃艾灸盒放于穴位上灸治，以局部皮肤有温热感至局部皮肤潮红透热为宜。

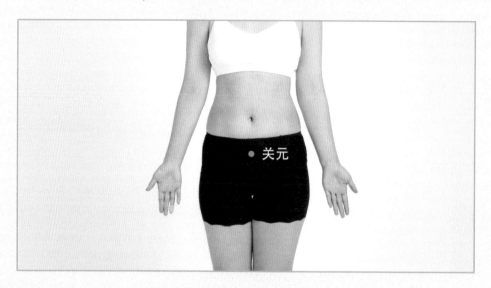

关元

八 髎 理气止痛、调经活血

定位: 位于腰骶孔处,分为上髎、次髎、中髎、下髎,左右共8个穴位,分别在第一、二、三、四骶后孔处。

艾灸: 点燃艾灸盒放于穴位上灸治,以局部皮肤有温热感至局部皮肤潮红透热为宜。

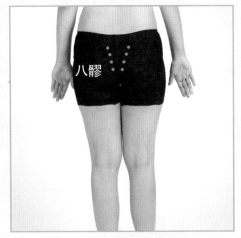

三阴交 调节肝肾、健脾利湿

定位: 位于小腿内侧,当足内踝尖上3寸,胫骨内侧缘后方处。

艾灸: 用艾条悬灸法,以局部皮肤有温热感至局部皮肤潮红透热为宜。

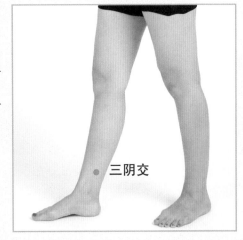

辅助治疗

养生茶

用料:红枣、玫瑰花。

做法:(1)红枣10克,玫瑰花10克;(2)煮沸30分钟后即可饮用;(3)每日1剂。

泡脚包

用料:艾叶10克,香附10克,生姜5~6片。

做法:煮20~30分钟,不兑凉水,可先用蒸汽熏蒸脚底和小腿(熏蒸时足浴盆底部置架子,脚放架子上,以免烫伤,盆面上可盖毛巾,保证蒸汽不外泄),待温度合适后取掉架子,泡脚10~15分钟,身体微微出汗即可。

闭 经

闭经是指女性应有月经而超过一定时限仍未来潮者。是多种疾病导致的女性体内病理生理变化的外在表现，是一种临床症状而非某一疾病。正常女子一般 14 岁左右来潮，超过 18 岁仍未来潮者，为原发性闭经。或因月经周期建立后，停经 6 个月以上，为继发性闭经。本病多为内分泌系统的月经调节功能失常，子宫因素以及全身疾病所致。艾灸可调理体内功能失常，改善机体环境，调理肾脏，彻底治疗闭经症状。

穴 位

主要穴位：肝俞、中极、血海、行间。
辅助穴位：足三里、三阴交、关元。

肝 俞 补血消瘀、清利肝胆

定位：位于背部，于第九胸椎棘突下，旁开 1.5 寸附近。
艾灸：点燃艾灸盒放于穴位上灸治，以局部皮肤有温热感至局部皮肤潮红透热为宜。

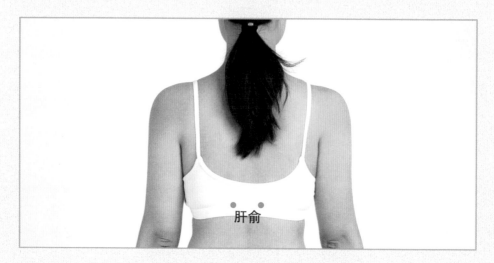

中 极 清热利肾、助气利湿

定位：位于下腹部，前正中线上，当脐中下4寸处。

艾灸：点燃艾灸盒放于穴位上灸治，以出现明显循经感传现象为宜。

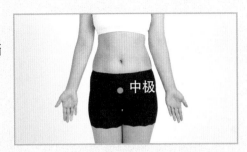

血 海 健脾化湿、调经统血

定位：屈膝，在大腿内侧，髌底内侧端上2寸，当股四头肌内侧头的隆起处。

艾灸：用艾条温和灸法，以局部皮肤有温热感至局部皮肤潮红透热为宜，对侧用同样方法灸疗。

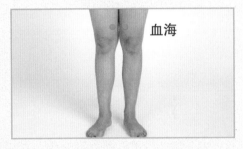

行 间 凉血安神、清肝泻热

定位：位于足背侧，当第一、二趾间，趾蹼缘的后方赤白肉际处。

艾灸：用艾条温和灸法，以皮肤有温热红晕为宜，对侧用同样方法灸疗。

辅助治疗

养生茶

用料：当归、桃仁、白芍、甘草。

做法：（1）当归10克，桃仁5克，白芍10克，甘草3克；（2）煮沸30分钟后即可饮用；（3）每日1剂。

泡脚包

用料：益母草10克，艾叶5克，牛膝5克。

做法：煮20~30分钟，不兑凉水，可先用蒸汽熏蒸脚底和小腿（熏蒸时足浴盆底部置架子，脚放架子上，以免烫伤，盆面上可盖毛巾，保证蒸汽不外泄），待温度合适后取掉架子，泡脚10~15分钟，身体微微出汗即可。

崩 漏

崩漏属妇科常见病，也是疑难急重病证。崩漏是月经的周期、经期、经量发生严重失常的病证，其发病急骤，暴下如注，大量出血者为"崩"；病势缓，出血量少，淋漓不绝者为"漏"。发生在月经初潮后至绝经的任何年龄，足以影响生育，危害健康。崩与漏虽出血情况不同，但在发病过程中两者常互相转化，如崩血量减少，可转化为漏；漏势发展，可转化为崩，故临床多以"崩漏"并称。治疗崩漏须温经止血，行气通络，艾灸直对穴位，可有效解决崩漏问题。

穴 位

主要穴位：百会、命门、关元、隐白。
辅助穴位：三阴交、气海、血海。

百 会 升阳固脱、复苏厥逆

定位：位于头部，当前发际正中直上5寸，两耳尖连线的中点处。
艾灸：用艾条雀啄灸法，以达到受灸者最大忍热度为宜，切记不要灼伤皮肤。

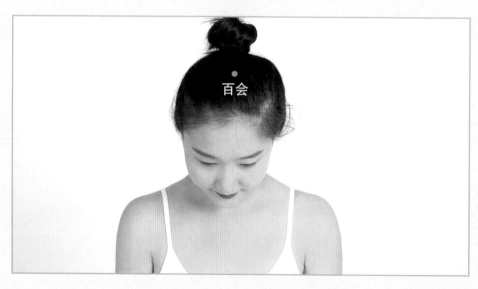

命 门 强健腰脊、培元补肾

定位：位于腰部，当后正中线上，第二腰椎棘突下凹陷处。

艾灸：点燃艾灸盒放于穴位上灸治，以局部皮肤有温热感至局部皮肤潮红透热为宜。

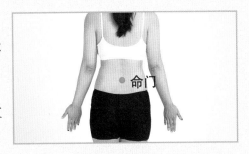

关 元 理气活血、调理冲任

定位：位于下腹部，前正中线上，当脐中下3寸处。

艾灸：点燃艾灸盒放于穴位上灸治，以局部皮肤有温热感至局部皮肤潮红透热为宜。

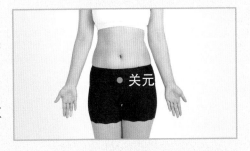

隐 白 调经统血、健脾宁神

定位：在足大趾末节内侧，距趾甲角0.1寸（趾寸）处。

艾灸：用艾条温和灸法，以局部皮肤有温热感至局部皮肤潮红透热为宜，对侧用同样方法灸疗。

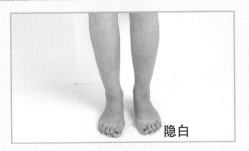

辅助治疗

养生茶

　　用料：仙鹤草、巴戟天、炒当归、血余炭。

　　做法：（1）仙鹤草10克，巴戟天10克，炒当归10克，血余炭10克；（2）煮沸30分钟后即可饮用；（3）每日1剂。

泡脚包

　　用料：侧柏叶10克，艾叶10克。

　　做法：煮20~30分钟，不兑凉水，可先用蒸汽熏蒸脚底和小腿（熏蒸时足浴盆底部置架子，脚放架子上，以免烫伤，盆面上可盖毛巾，保证蒸汽不外泄），待温度合适后取掉架子，泡脚10~15分钟，身体微微出汗即可。

带下病

　　带下病指带下的量、色、质、味发生异常，或伴全身、局部症状者，称为"带下病"。常与生殖系统局部炎症、肿瘤或身体虚弱等因素有关。中医学认为本病多因湿热下注或气血亏虚，致带脉失约，冲任失调而成。其分为四型：肝火型、脾虚型、湿热型和肾虚型。艾灸对带下病治疗有奇效，针对穴位疏肝健脾、祛湿固肾，可在根源上进行治疗。

穴　位

　　主要穴位：带脉、白环俞、蠡沟。
　　辅助穴位：神阙、隐白、肾俞、气海、三阴交。

带脉 调经止带、调通气血

定位：位于侧腹部，章门下 1.8 寸，当第十一肋骨游离端下方垂线与脐水平线的交点处。
艾灸：用艾条温和灸法，以皮肤有温热感为宜，对侧用同样方法灸疗。

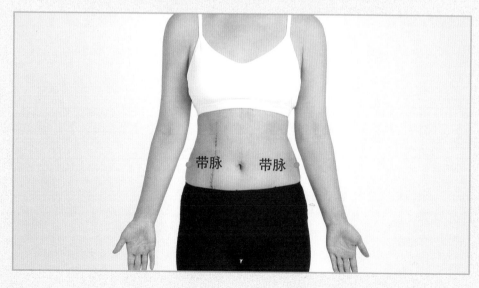

白环俞 利湿止带、清利下焦

定位： 位于骶部，当骶正中嵴旁1.5寸，平第四骶后孔处。

艾灸： 点燃艾灸盒放于穴位上灸治，以局部皮肤有温热感至局部皮肤潮红透热为宜。

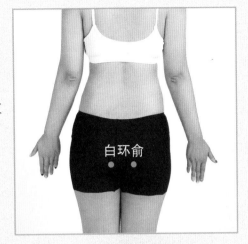

蠡 沟 调经止带、疏肝理气

定位： 位于小腿内侧，当足内踝尖上5寸，胫骨内面的中央。

艾灸： 用艾条温和灸法，以皮肤有温热感为宜，对侧用同样方法灸疗。

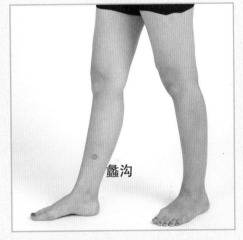

辅助治疗

养生茶

用料：炒山药、茯苓、白术。

做法：（1）炒山药10克，茯苓10克，白术10克；（2）煮沸30分钟后即可饮用；（3）每日1剂。

泡脚包

用料：益母草10克，艾叶10克。

做法：煮20~30分钟，不兑凉水，可先用蒸汽熏蒸脚底和小腿（熏蒸时足浴盆底部置架子，脚放架子上，以免烫伤，盆面上可盖毛巾，保证蒸汽不外泄），待温度合适后取掉架子，泡脚10~15分钟，身体微微出汗即可。

189

阴道炎

　　阴道炎即阴道炎症，是致外阴阴道症状如瘙痒、灼痛、刺激和异常流液的妇科疾病，各个年龄阶段都可以患病。临床上以白带的性状发生改变及外阴瘙痒、灼痛为主要临床特点，性交痛也常见，感染累及尿道时，可有尿痛、尿急等症状。日常当注意个人卫生清洁，并经常以艾灸治疗，起到止痒消炎的作用，有效预防反复发作。

穴 位

　　主要穴位：气海、中极、行间。
　　辅助穴位：足三里、关元。

气 海 调经止带、益气补虚

定位：位于下腹部，前正中线上，当脐中下 1.5 寸处。
艾灸：点燃艾灸盒放于穴位上灸治，以局部皮肤有温热感至局部皮肤潮红透热为宜。

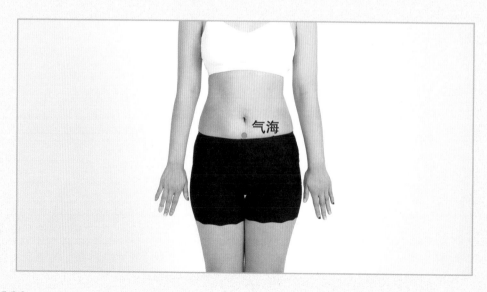

中 极 通经止带、益肾兴阳

定位：位于下腹部，前正中线上，当脐中下4寸处。

艾灸：点燃艾灸盒放于穴位上灸治，以热力深入体内直达病所为宜。

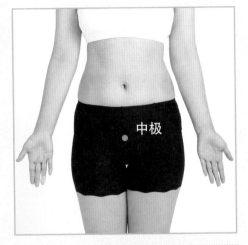

行 间 清热祛湿、调经止带

定位：位于足背侧，当第一、二趾间，趾蹼缘的后方赤白肉际处。

艾灸：用艾条温和灸法，以皮肤有温热感为宜，对侧用同样方法灸疗。

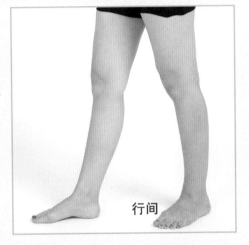

辅助治疗

养生茶

　　用料：蒲公英、黑枸杞。

　　做法：（1）蒲公英10克，黑枸杞10克；（2）煮沸10分钟后即可饮用；（3）每日1剂。

泡脚包

　　用料：艾叶10克，益母草10克。

　　做法：煮20~30分钟，不兑凉水，可先用蒸汽熏蒸脚底和小腿（熏蒸时足浴盆底部置架子，脚放架子上，以免烫伤，盆面上可盖毛巾，保证蒸汽不外泄），待温度合适后取掉架子，泡脚10~15分钟，身体微微出汗即可。

外阴炎

外阴炎多是与阴道炎、泌尿系统疾病、肛门直肠疾病或全身疾病并发，也可独立存在，或为某些外因疾病病变过程中的表现之一，是由于病原体侵犯或受到各种不良刺激引起的外阴发炎。临床表现为外阴皮肤瘙痒、疼痛、灼烧感甚至肿胀、糜烂。艾灸疗法可消炎止痒，消肿止痛，改善不适感的同时从根源治疗疾病。

穴 位

主要穴位： 关元、水道、子宫。
辅助穴位： 足三里。

关 元 补气回阳、培肾固本

定位： 位于下腹部，前正中线上，当脐中下 3 寸处。
艾灸： 点燃艾灸盒放于穴位上灸治，以出现明显循经感传现象为宜。

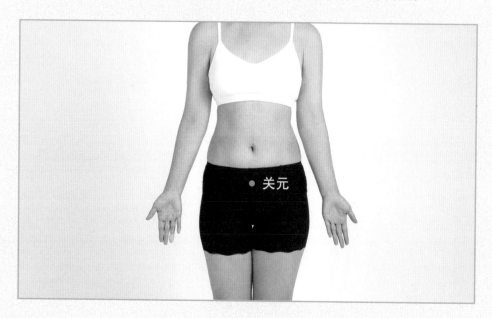

水 道 缓痛消炎、清利水道

定位：位于下腹部，当脐中下 3 寸，距前正中线 2 寸。

艾灸：点燃艾灸盒放于穴位上灸治，以皮肤有温热感为宜。

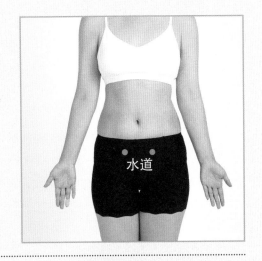

子 宫 理气和血、调经止带

定位：位于下腹部，当脐中下 4 寸，中极旁开 3 寸处。

艾灸：点燃艾灸盒放于穴位上灸治，以皮肤有温热感为宜。

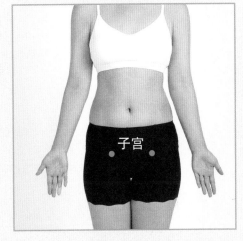

辅助治疗

养生茶

  用料：山药、蒲公英、旱莲草。

  做法：（1）山药 10 克，蒲公英 10 克，旱莲草 10 克；（2）煮沸 30 分钟后即可饮用；（3）每日 1 剂。

泡脚包

  用料：艾叶 10 克，益母草 10 克。

  做法：煮 20~30 分钟，不兑凉水，可先用蒸汽熏蒸脚底和小腿（熏蒸时足浴盆底部置架子，脚放架子上，以免烫伤，盆面上可盖毛巾，保证蒸汽不外泄），待温度合适后取掉架子，泡脚 10~15 分钟，身体微微出汗即可。

宫颈炎

宫颈炎是一种常见的妇科疾病，多发生于育龄妇女。常见的临床表现为白带增多，呈黏稠的黏液或脓性黏液，有时可伴有血丝或夹有血丝。引起宫颈炎的主要原因有性生活过频或习惯性流产、分娩及人工流产术感染等。宫颈炎有多种表现，如宫颈糜烂、宫颈肥大、宫颈息肉、宫颈腺体囊肿、宫颈内膜炎等，其中以宫颈糜烂最为多见。通过艾灸利湿止带，消炎暖宫来治疗宫颈炎症。

穴 位

主要穴位：八髎、子宫、三阴交。
辅助穴位：中极。

八 髎 调经活血、止痛消炎

定位：位于腰骶孔处，分为上髎、次髎、中髎、下髎，左右共8个穴位，分别在第一、二、三、四骶后孔处。
艾灸：点燃艾灸盒放于穴位上灸治，以皮肤有温热红晕为宜。

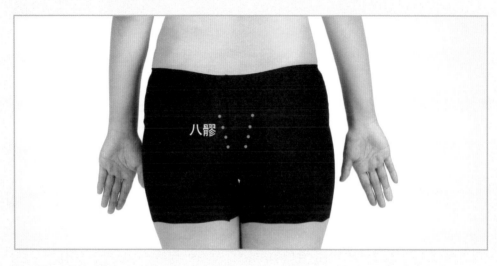

子宫 调经止带、理气活血

定位： 位于下腹部，当脐中下 4 寸，中极旁开 3 寸处。

艾灸： 点燃艾灸盒放于穴位上灸治，以局部皮肤有温热感至局部皮肤潮红透热为宜。

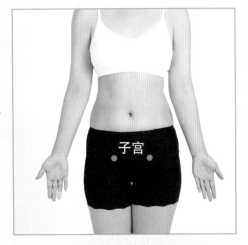

三阴交 益肾平肝、健脾理血

定位： 位于小腿内侧，当足内踝尖上 3 寸，胫骨内侧缘后方处。

艾灸： 用艾条温和灸法，以达到受灸者最大忍热度为宜，切记不要灼伤皮肤，对侧用同样方法灸疗。

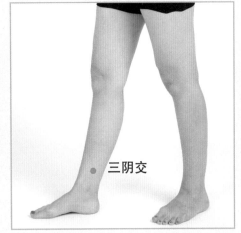

辅助治疗

养生茶

用料：生地、蒲公英、忍冬藤。

做法：（1）生地 10 克，蒲公英 10 克，忍冬藤 10 克；（2）煮沸 30 分钟后即可服用；（3）每日 1 剂。

泡脚包

用料：艾叶 10 克，益母草 5 克，马齿苋 5 克。

做法：煮 20~30 分钟，不兑凉水，可先用蒸汽熏蒸脚底和小腿（熏蒸时足浴盆底部置架子，脚放架子上，以免烫伤，盆面上可盖毛巾，保证蒸汽不外泄），待温度合适后取掉架子，泡脚 10~15 分钟，身体微微出汗即可。

子宫肌瘤

　　子宫肌瘤，又称为纤维肌瘤、子宫纤维瘤，是女性生殖器官中最为常见的一种良性肿瘤，也是人体中最常见的肿瘤之一。子宫肌瘤多见于育龄、丧偶及性生活不协调的妇女。临床表现为子宫出血、腹部包块及压迫症状、腹痛、白带增多、不孕及流产。通过艾灸对穴位准确理疗，起到活血化瘀，止痛消炎的作用，改善机体环境，增加自身免疫力，有效应对子宫肌瘤。

穴　位

　　主要穴位：气海、子宫、血海。

气　海 调理冲任、活血化瘀

定位：位于下腹部，前正中线上，当脐中下 1.5 寸处。

艾灸：点燃艾灸盒放于穴位上灸治，以局部皮肤有温热感至局部皮肤潮红透热为宜。

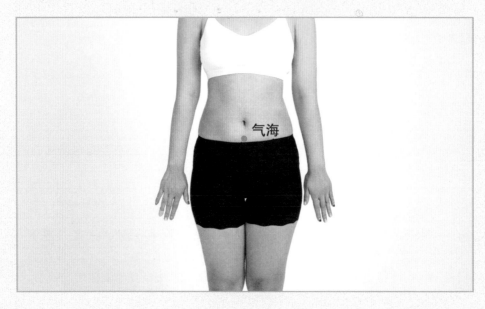

子宫 理气和血、温宫化瘀

定位：位于下腹部，当脐中下4寸，中极旁开3寸处。

艾灸：点燃艾灸盒放于穴位上灸治，以局部皮肤有温热感至局部皮肤潮红透热为宜。

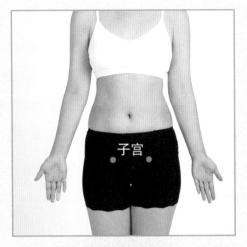

血海 养脾补血、疏通经络

定位：屈膝，在大腿内侧，髌底内侧端上2寸，当股四头肌内侧头的隆起处。

艾灸：用艾条温和灸法，以皮肤有温热感为宜，对侧用同样方法灸疗。

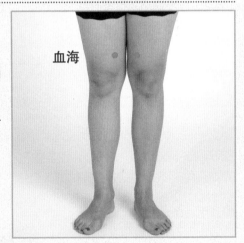

辅助治疗

养生茶

用料：莪术、茯苓、白根皮。

做法：（1）莪术5克，茯苓10克，白根皮5克；（2）煮沸30分钟后即可饮用；（3）每日1剂。

泡脚包

用料：益母草10克，川芎10克。

做法：煮20~30分钟，不兑凉水，可先用蒸汽熏蒸脚底和小腿（熏蒸时足浴盆底部置架子，脚放架子上，以免烫伤，盆面上可盖毛巾，保证蒸汽不外泄），待温度合适后取掉架子，泡脚10~15分钟，身体微微出汗即可。

子宫脱垂

　　子宫脱垂又名子宫脱出，本病是指子宫从正常位置沿引道向下移位。其病因为支托子宫及盆腔脏器之组织损伤或失去支托力，以及骤然或长期增加腹压所致。常见症状为腹部下坠、腰酸，严重者会出现排尿困难，或尿频、尿潴留、尿失禁及白带增多等症状。艾灸治疗可缓解腰腹部酸胀疼痛，改善机体环境，调节腹腔压力，从根源上治疗子宫脱垂。

穴 位

主要穴位：百会、脾俞、关元。
辅助穴位：三阴交、肾俞、中脘。

百 会 固摄胞宫、升阳举陷

定位：位于头部，当前发际正中直上5寸，两耳尖连线的中点处。
艾灸：用艾条回旋灸法，以局部皮肤有温热感至局部皮肤潮红透热为宜。

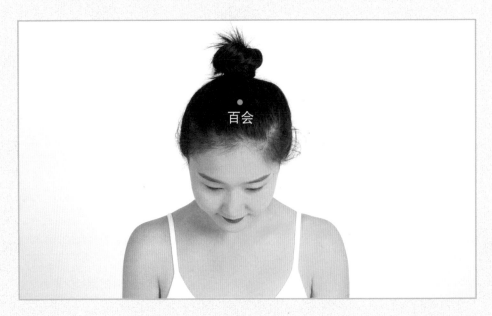

百会

脾 俞 利湿升清、健脾益气

定位： 位于背部，第十一胸椎棘突下，旁开1.5寸处。

艾灸： 点燃艾灸盒放于穴位上灸治，以热力深入体内直达病所至穴位皮肤潮红透热为宜。

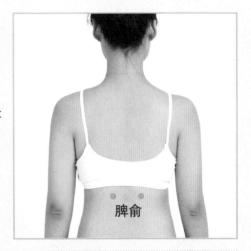

脾俞

关 元 益气固胞、调理冲任

定位： 位于下腹部，前正中线上，当脐中下3寸处。

艾灸： 点燃艾灸盒放于穴位上灸治，以热力深入体内直达病所至穴位皮肤潮红透热为宜。

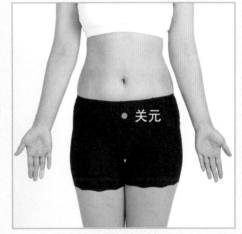

关元

辅助治疗

养生茶

　　用料：枳壳、茺蔚子

　　做法：（1）枳壳3克，茺蔚子5克；（2）煮沸30分钟后即可服用；（3）每日1剂。

泡脚包

　　用料：白芷5克，吴茱萸5克，小茴香5克，艾叶5克。

　　做法：煮20~30分钟，不兑凉水，可先用蒸汽熏蒸脚底和小腿（熏蒸时足浴盆底部置架子，脚放架子上，以免烫伤，盆面上可盖毛巾，保证蒸汽不外泄），待温度合适后取掉架子，泡脚10~15分钟，身体微微出汗即可。

子宫内膜炎

子宫内膜炎是各种原因引起的子宫内膜结构发生炎症改变。子宫内膜炎可分为急性子宫内膜炎和慢性子宫内膜炎。慢性子宫内膜炎是导致流产的最常见原因。临床表现为盆腔区域疼痛、白带增多、月经不调、痛经等。

穴 位

主要穴位：肓俞、中极、三阴交 。
辅助穴位：太溪、气海、肾俞、命门。

肓 俞 温中利尿、调肠理气

定位：位于腹部中，当脐中旁开 0.5 寸处。
艾灸：点燃艾灸盒放于穴位上灸治，以局部皮肤有温热感至局部皮肤潮红透热为宜。

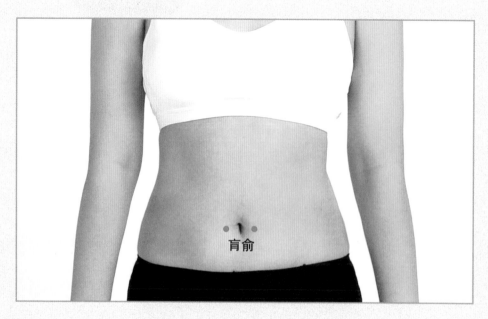

肓俞

中 极 消炎止痛、调经止带

定位：位于下腹部，前正中线上，当脐中下4寸处。

艾灸：点燃艾灸盒放于穴位上灸治，以局部皮肤有温热感至局部皮肤潮红透热为宜。

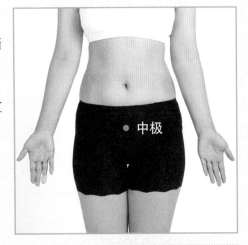

三阴交 益肾平肝、健脾理血

定位：位于小腿内侧，当足内踝尖上3寸，胫骨内侧缘后方处。

艾灸：用艾条温和灸法，以出现明显循经感传现象为宜，对侧用同样方法灸疗。

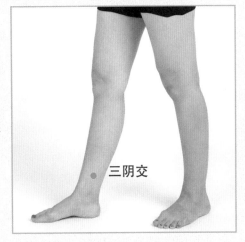

辅助治疗

养生茶

用料：丹皮、泽泻、女贞子。

做法：（1）丹皮10克，泽泻10克，女贞子10克；（2）煮沸30分钟后即可饮用；（3）每日1剂。

泡脚包

用料：蒲公英5克，马齿苋5克，地丁5克，艾叶5克。

做法：煮20~30分钟，不兑凉水，可先用蒸汽熏蒸脚底和小腿（熏蒸时足浴盆底部置架子，脚放架子上，以免烫伤，盆面上可盖毛巾，保证蒸汽不外泄），待温度合适后取掉架子，泡脚10~15分钟，身体微微出汗即可。

慢性盆腔炎

慢性盆腔炎指的是女性内生殖器官、周围结缔组织及盆腔腹膜炎发生慢性炎症，反复发作，经久不愈。常因为急性炎症治疗不彻底或因患者体质差，病情迁移所致。临床表现主要有下腹部坠痛或腰骶部酸痛、拒按，伴有低热、白带增多、月经不调、不孕等。此症较顽固，当机体抵抗力下降时可诱发急性发作。

穴 位

主要穴位：中脘、子宫、腰阳关、白环俞。
辅助穴位：血海、气海、足三里。

中 脘 化湿降逆、调气止痛

定位：位于上腹部，前正中线上，当脐中上4寸处。
艾灸：点燃艾灸盒放于穴位上灸治，以皮肤有温热感为宜。

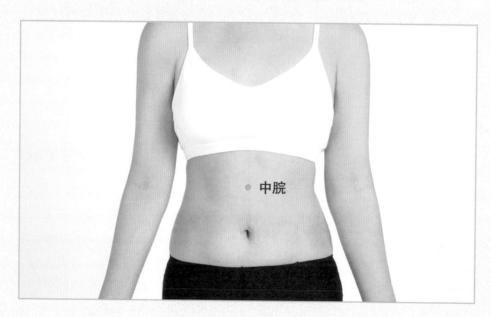

子宫 消炎止痛、理气和血

定位：位于下腹部，当脐中下 4 寸，中极旁开 3 寸处。

艾灸：点燃艾灸盒放于穴位上灸治，以局部皮肤有温热感至局部皮肤潮红透热为宜。

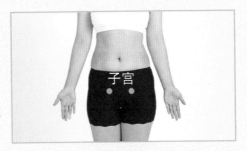

腰阳关 健脾益胃、除湿降浊

定位：位于腰部，当后正中线上，第四腰椎棘突下陷中位置。

艾灸：点燃艾灸盒放于穴位上灸治，以热力深入体内直达病所为宜。

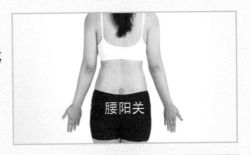

白环俞 利湿止带、清利下焦

定位：位于骶部，当骶正中嵴旁 1.5 寸，平第四骶后孔处。

艾灸：点燃艾灸盒放于穴位上灸治，以局部皮肤有温热感至局部皮肤潮红透热为宜。

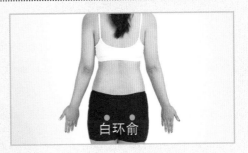

辅助治疗

养生茶

　　用料：芍药花、茯苓、香附。

　　做法：（1）芍药花 10 克，茯苓 10 克，香附 5 克；（2）煮沸 30 分钟后即可服用；（3）每日 1 剂。

泡脚包

　　用料：金银花 10 克，连翘 10 克。

　　做法：煮 20~30 分钟，不兑凉水，可先用蒸汽熏蒸脚底和小腿（熏蒸时足浴盆底部置架子，脚放架子上，以免烫伤，盆面上可盖毛巾，保证蒸汽不外泄），待温度合适后取掉架子，泡脚 10~15 分钟，身体微微出汗即可。

急性乳腺炎

急性乳腺炎大多是由金黄色葡萄球菌引起的急性化脓性感染。临床表现主要有乳房胀痛、畏寒、发热，局部红、肿、热、痛，可触及硬块。此病多发生于哺乳期女性，特别是初产妇，大多数有乳头损伤、皲裂或积乳病史。

穴 位

主要穴位：肩井、乳根、内关。
辅助穴位：膻中。

肩 井 祛风清热、活络消肿

定位：位于肩上，前直乳中，当大椎与肩峰端连线的中点上。
艾灸：用艾条温和灸法，以出现明显循经感传现象为宜。

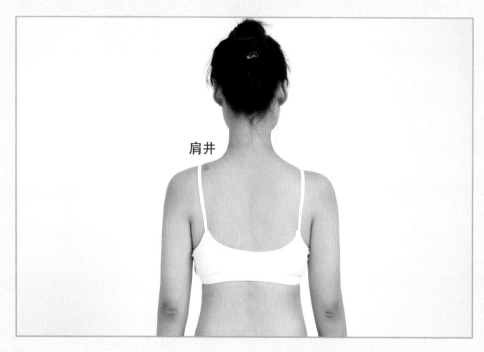

肩井

乳 根 *通乳化瘀、消痈催乳*

定位：位于胸部乳头直下，乳房根部，第五肋间隙，距前正中线4寸处。

艾灸：用艾条回旋灸法，以局部皮肤有温热感至局部皮肤潮红透热为宜。

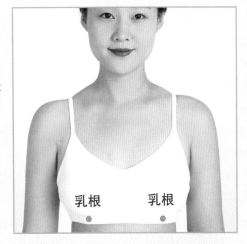

内 关 *理气宽胸、宁心安神*

定位：位于前臂掌侧，曲泽与大陵的连线上，腕横纹上2寸，掌长肌腱与桡侧腕屈肌腱之间处。

艾灸：用艾条温和灸法，以皮肤有温热感为宜，对侧用同样方法灸疗。

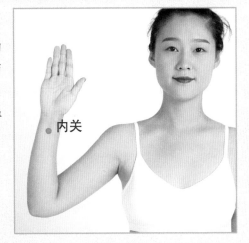

辅助治疗

养生茶

用料：瓜蒌、金银花、蒲公英。

做法：（1）瓜蒌10克，金银花10克，蒲公英10克；（2）煮沸10分钟后即可饮用；（3）每日1剂。

泡脚包

用料：川芎5克，陈皮5克，艾叶10克。

做法：煮20~30分钟，不兑凉水，可先用蒸汽熏蒸脚底和小腿（熏蒸时足浴盆底部置架子，脚放架子上，以免烫伤，盆面上可盖毛巾，保证蒸汽不外泄），待温度合适后取掉架子，泡脚10~15分钟，身体微微出汗即可。

乳腺增生

乳腺增生是女性最常见的乳房疾病，其发病率占乳腺疾病的首位。乳腺增生是正常乳腺小叶生理性增生与复旧不全，乳腺正常结构出现紊乱，属于病理性增生，它是既非炎症又非肿瘤的一类病。临床表现为乳房疼痛、乳房肿块及乳房溢液等。本病多认为由内分泌失调、精神、环境因素、服用激素保健品等所致。

穴 位

主要穴位： 天突、肩井、膻中、肝俞。
辅助穴位： 三阴交。

天 突 理气化痰、活络清热

定位： 位于颈部，当前正中线上，胸骨上窝中央。
艾灸： 用艾条温和灸法，以热力深入体内直达病所为宜。

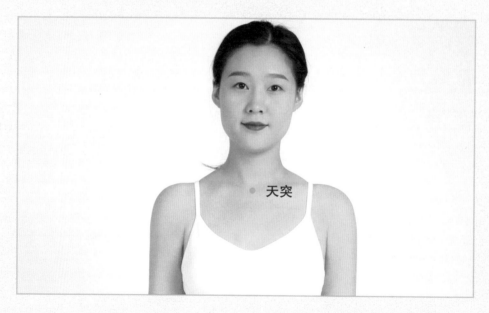

天突

肩 井 _{活络消肿、祛风清热}

定位：位于肩上，前直乳中，当大椎与肩峰端连线的中点上。

艾灸：用艾条温和灸法，以局部皮肤有温热感至局部皮肤潮红透热为宜，对侧用同样方法灸疗。

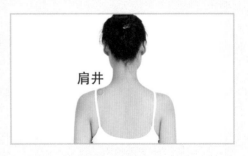

膻 中 _{活血化瘀、宽胸理气}

定位：位于胸部，当前正中线上，平第四肋间，两乳头连线的中点。

艾灸：用艾条温和灸法，以局部皮肤有温热感至局部皮肤潮红透热为宜。

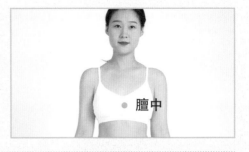

肝 俞 _{补血消瘀、清肝利胆}

定位：位于背部，于第九胸椎棘突下，旁开 1.5 寸附近。

艾灸：点燃艾灸盒放于穴位上灸治，以热力深入体内直达病所为宜。

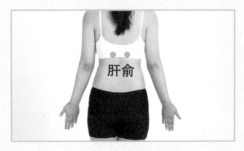

辅助治疗

养生茶

　　用料：栀子、牡丹皮、陈皮。

　　做法：（1）栀子 3 克，牡丹皮 5 克，陈皮 10 克；（2）煮沸 30 分钟后即可饮用；（3）每日 1 剂。

泡脚包

　　用料：陈皮 10 克，香附 10 克。

　　做法：煮 20~30 分钟，不兑凉水，可先用蒸汽熏蒸脚底和小腿（熏蒸时足浴盆底部置架子，脚放架子上，以免烫伤，盆面上可盖毛巾，保证蒸汽不外泄），待温度合适后取掉架子，泡脚 10~15 分钟，身体微微出汗即可。

乳房肿块

乳房肿块是最常见的乳房疾病，通常指由于乳房组织的构成不同而使内部长有肿块的一种疾病。众多的良性疾病也通过乳房肿块的形式表现，如乳腺纤维腺瘤、乳腺增生、乳腺积乳囊肿、乳腺脂肪坏死等，可以通过穴位和反射区按摩、艾灸等进行治疗。

穴 位

主要穴位：乳根、肝俞、太冲。
辅助穴位：肩井。

乳 根 通乳化瘀、降逆消痈

定位：位于胸部乳头直下，乳房根部，第五肋间隙，距前正中线4寸处。
艾灸：用艾条温和灸法，以皮肤有温热感为宜，对侧用同样方法灸疗。

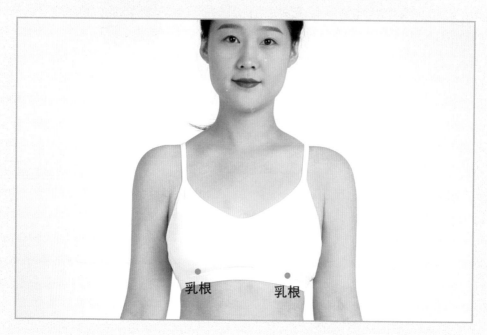

乳根　　　　乳根

肝俞 通利散结、疏肝理气

定位：位于背部，于第九胸椎棘突下，旁开1.5寸附近。

艾灸：点燃艾灸盒放于穴位上灸治，以局部皮肤有温热感至局部皮肤潮红透热为宜。

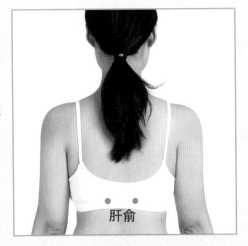

太冲 消肿祛湿、舒经活络

定位：位于足背侧，当第一跖骨间隙的后方凹陷处。

艾灸：用艾条温和灸法，以皮肤有温热感为宜，对侧用同样方法灸疗。

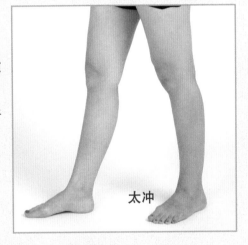

辅助治疗

养生茶

　　用料：夏枯草、昆布、海藻。

　　做法：(1)夏枯草10克，昆布5克，海藻5克；(2)煮沸15分钟即可饮用；(3)每日1剂。

泡脚包

　　用料：陈皮10克，川芎5克，艾叶5克。

　　做法：煮20~30分钟，不兑凉水，可先用蒸汽熏蒸脚底和小腿（熏蒸时足浴盆底部置架子，脚放架子上，以免烫伤，盆面上可盖毛巾，保证蒸汽不外泄），待温度合适后取掉架子，泡脚10~15分钟，身体微微出汗即可。

产后腹痛

产后腹痛是指女性分娩后下腹部疼痛，是属于分娩后的一种正常现象，一般疼痛2～3天，尔后疼痛自然会消失，多则一周内消失。若超过一周连续腹痛，伴有恶露量增多，有血块、异味等，预示盆腔内有炎症。产后腹痛以小腹部疼痛最为常见，产后饮食宜清淡，可根据自己的身体状况适当地运动。

穴 位

主要穴位：神阙、气海、带脉。
辅助穴位：八髎、关元。

神 阙　行气化瘀、温阳救逆

定位：位于腹中部，脐中央位置。
艾灸：点燃艾灸盒放于穴位上灸治，以局部皮肤有温热感至局部皮肤潮红透热为宜。

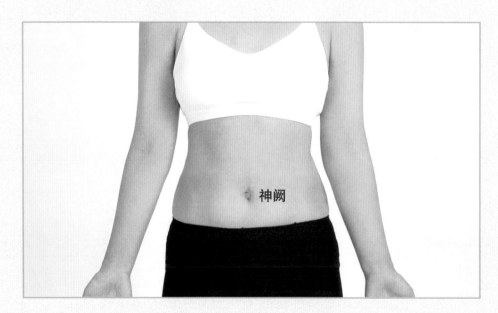

气 海 调理冲任、益气助阳

定位： 位于下腹部，前正中线上，当脐中下 1.5 寸处。

艾灸： 点燃艾灸盒放于穴位上灸治，以热力深入体内直达病所出现明显循经感传现象为宜。

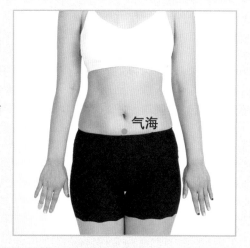

带 脉 消炎止痛、调理冲任

定位： 位于侧腹部，章门下 1.8 寸，当第十一肋骨游离端下方垂线与脐水平线的交点处。

艾灸： 用艾条温和灸法，以局部皮肤有温热感至局部皮肤潮红透热为宜，对侧用同样方法灸疗。

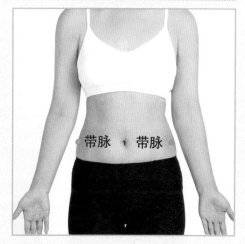

辅助治疗

养生茶

用料：白术、当归、肉桂、炙甘草。

做法：（1）白术 5 克，当归 5 克，肉桂 3 克，炙甘草 5 克；（2）煮沸 30 分钟后即可饮用；（3）每日 1 剂。

泡脚包

用料：益母草 10 克，艾叶 10 克。

做法：煮 20~30 分钟，不兑凉水，可先用蒸汽熏蒸脚底和小腿（熏蒸时足浴盆底部置架子，脚放架子上，以免烫伤，盆面上可盖毛巾，保证蒸汽不外泄），待温度合适后取掉架子，泡脚 10~15 分钟，身体微微出汗即可。

产后缺乳

　　产后缺乳是指产后乳汁分泌量少，不能满足婴儿的需要。乳汁的分泌与乳母的精神、情绪和营养状况、休息都是有关联的。中医认为本病多因素体虚弱，或产期失血过多，以致气血亏虚，乳汁化源不足，或情志失调，机体不畅，乳汁壅滞不行所致。

穴 位

　　主要穴位：膻中、肩井、少泽。
　　辅助穴位：期门、内关、脾俞、乳根。

膻 中 宽胸理气、活血化瘀

定位：位于胸部，当前正中线上，平第四肋间，两乳头连线的中点。
艾灸：用艾条回旋灸法，以局部皮肤有温热感至局部皮肤潮红透热为宜，对侧用同样方法灸疗。

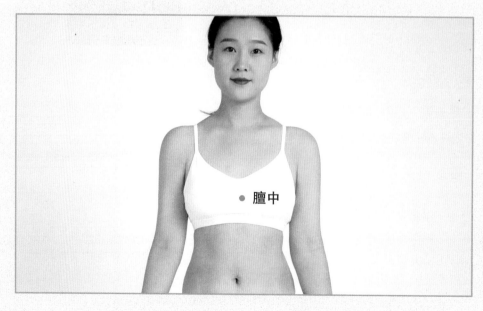

肩井 通络下乳、祛风理气

定位：位于肩上，前直乳中，当大椎与肩峰端连线的中点上。

艾灸：用艾条回旋灸法，以局部皮肤有温热感至局部皮肤潮红透热为宜，对侧用同样方法灸疗。

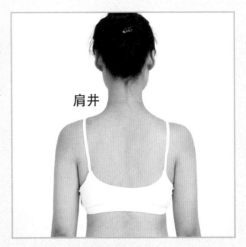

少泽 通乳化瘀、消痈催乳

定位：位于小手指末节尺侧，距趾甲角 0.1 寸（指寸）处。

艾灸：用艾条温和灸法，以出现明显循经感传现象为宜，对侧用同样方法灸疗。

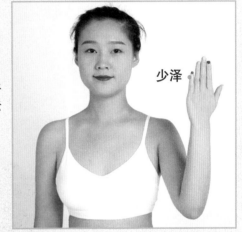

辅助治疗

养生茶

用料：通草、陈皮、大枣。

做法：（1）通草 5 克，陈皮 10 克，大枣 5 枚；（2）煮沸 30 分钟后即可饮用；（3）每日 1 剂。

泡脚包

用料：当归 5 克，通草 5 克，艾叶 10 克。

做法：煮 20~30 分钟，不兑凉水，可先用蒸汽熏蒸脚底和小腿（熏蒸时足浴盆底部置架子，脚放架子上，以免烫伤，盆面上可盖毛巾，保证蒸汽不外泄），待温度合适后取掉架子，泡脚 10~15 分钟，身体微微出汗即可。

产后乳房下垂

　　女性在哺乳期内，乳房内部腺体的分泌达到最高峰，产生大量乳汁，导致乳房增大、变大，悬吊和支撑乳房的弹性组织受到长时间的牵拉而向下伸长，变得松弛。哺乳期过后，这些弹性组织如果恢复得不好，就会导致乳房下垂。

穴 位

主要穴位：大椎、中府、天宗。
辅助穴位：乳根、膻中。

大 椎 祛风散寒、舒筋通络

定位：位于后正中线上，第七颈椎棘突下凹陷中。
艾灸：先用艾条温和灸法，再用艾条雀啄灸法，以皮肤有温热感为宜。

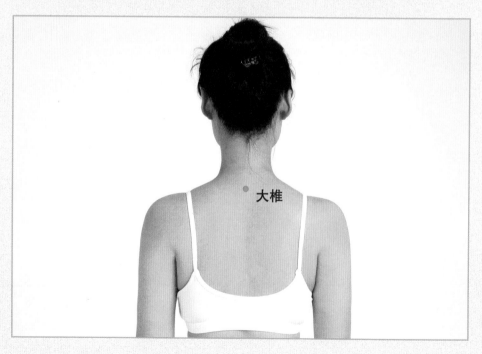

大椎

中府 利水补气、泻热平喘

定位： 位于胸前壁的外上方，云门下1寸，平第一肋间隙，距前正中线6寸处。

艾灸： 用艾条回旋灸法，以皮肤有温热感为宜，对侧用同样方法灸疗。

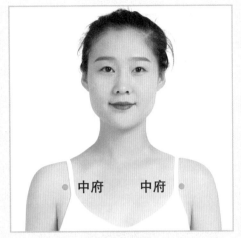

天宗 理气消肿、舒筋活络

定位： 位于肩胛部，当冈下窝中央凹陷处，与第四胸椎相平。

艾灸： 用艾条温和灸法，以达到受灸者最大忍热度为宜，切记不要灼伤皮肤，对侧用同样方法灸疗。

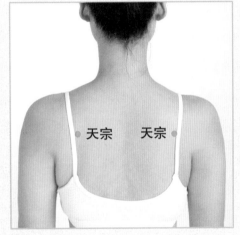

辅助治疗

养生茶

用料：山药、黄芪、木瓜。

做法：（1）山药10克，黄芪10克，木瓜10克；（2）煮沸30分钟后即可饮用；（3）每日1剂。

泡脚包

用料：黄芪5克，当归5克，升麻5克，艾叶5克。

做法：煮20~30分钟，不兑凉水，可先用蒸汽熏蒸脚底和小腿（熏蒸时足浴盆底部置架子，脚放架子上，以免烫伤，盆面上可盖毛巾，保证蒸汽不外泄），待温度合适后取掉架子，泡脚10~15分钟，身体微微出汗即可。

产后恶露不绝

恶露，即产后子宫内排出的瘀血浊液，杂浊浆水，宜露不宜藏，初为暗红，继之淡红，渐于三周内应干净。产后恶露不绝就是产后三周以上，仍有阴道出血。导致产后恶露不绝多为子宫内膜炎，部分胎盘、胎膜残留，盆腔感染等。

穴 位

主要穴位：气海、关元、中极 。
辅助穴位：足三里。

气海 调理冲任、活血化瘀

定位：位于下腹部，前正中线上，当脐中下1.5寸处。
艾灸：点燃艾灸盒放于穴位上灸治，以局部皮肤有温热感至局部皮肤潮红透热为宜。

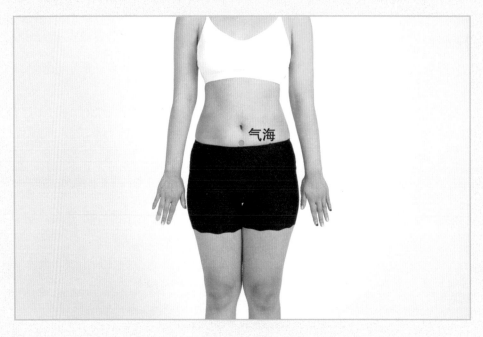

216

关 元 益气养血、固本回阳

定位：位于下腹部，前正中线上，当脐中下3寸处。

艾灸：点燃艾灸盒放于穴位上灸治，以局部皮肤有温热感至局部皮肤潮红透热为宜。

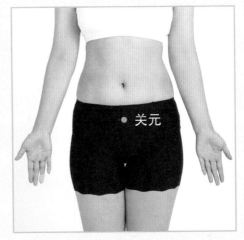

中 极 助气利湿、清热利肾

定位：位于下腹部，前正中线上，当脐中下4寸处。

艾灸：点燃艾灸盒放于穴位上灸治，以局部皮肤有温热感至局部皮肤潮红透热为宜。

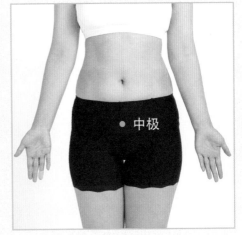

辅助治疗

养生茶

用料：黄芪、白术、益母草。

做法：（1）黄芪10克，白术10克，益母草10克；（2）煮沸30分钟后即可饮用；（3）每日1剂。

泡脚包

用料：益母草5克，艾叶10克，香附5克。

做法：煮20~30分钟，不兑凉水，可先用蒸汽熏蒸脚底和小腿（熏蒸时足浴盆底部置架子，脚放架子上，以免烫伤，盆面上可盖毛巾，保证蒸汽不外泄），待温度合适后取掉架子，泡脚10~15分钟，身体微微出汗即可。

习惯性流产

流产指妊娠不满 28 周，胎儿体重不足 1000 克而终止妊娠者。习惯性流产是指自然流产连续 3 次以上者，每次流产往往发生在同一妊娠月份。习惯性流产的原因大多为孕妇先天性子宫畸形、子宫发育异常、宫腔粘连、黄体功能不全等。中医称为"滑胎"。

穴 位

主要穴位：气海、关元、中极、子宫。
辅助穴位：足三里。

气 海 补气益气、调理冲任

定位：位于下腹部，前正中线上，当脐中下 1.5 寸处。
艾灸：点燃艾灸盒放于穴位上灸治，以皮肤有温热感为宜。

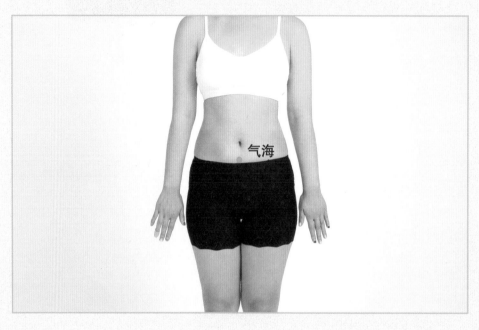

关 元 补气回阳、培肾固本

定位：位于下腹部，前正中线上，当脐中下3寸处。

艾灸：点燃艾灸盒放于穴位上灸治，以皮肤有温热感为宜。

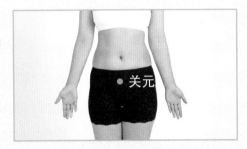

中 极 清热养肾、助气利湿

定位：位于下腹部，前正中线上，当脐中下4寸处。

艾灸：点燃艾灸盒放于穴位上灸治，以皮肤有温热感为宜。

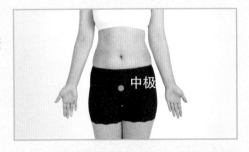

子 宫 理气和血、调经养宫

定位：位于下腹部，当脐中下4寸，中极旁开3寸处。

艾灸：点燃艾灸盒放于穴位上灸治，以皮肤有温热感为宜。

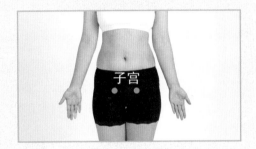

辅助治疗

养生茶

　　用料：当归、芍药、山药。

　　做法：（1）当归10克，芍药10克，山药10克；（2）煮沸30分钟后即可饮用；（3）每日1剂。

泡脚包

　　用料：菟丝子5克，覆盆子5克，杜仲5克，艾叶5克。

　　做法：煮20~30分钟，不兑凉水，可先用蒸汽熏蒸脚底和小腿（熏蒸时足浴盆底部置架子，脚放架子上，以免烫伤，盆面上可盖毛巾，保证蒸汽不外泄），待温度合适后取掉架子，泡脚10~15分钟，身体微微出汗即可。

性冷淡

　　性冷淡是指由于疾病、精神、年龄等因素导致的性欲缺乏，即对性生活缺乏兴趣。性冷淡生理症状主要体现在：性爱抚无反应或快感反应不足；无性爱快感或快感不足；迟钝，缺乏性高潮；性器官发育不良或性器官萎缩、老化、细胞缺水、活性不足等。心理症状主要是对性爱恐惧、厌恶及心里抵触等。通过艾灸对自身阴阳、肾气调补，缓解症状达到治愈效果。

穴 位

　　主要穴位：膻中、命门、气海。
　　辅助穴位：关元、次髎。

膻 中 宽胸理气、活血化瘀。

定位：位于胸部，当前正中线上，平第四肋间，两乳头连线的中点。
艾灸：用艾条回旋灸法，以出现明显循经感传现象为宜。

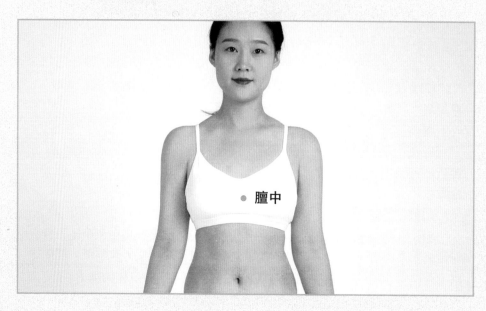

膻中

命 门 健腰益肾、温和肾阳

定位： 位于腰部，当后正中线上，第二腰椎棘突下凹陷处。

艾灸： 点燃艾灸盒放于穴位上灸治，以局部皮肤有温热感至局部皮肤潮红透热为宜。

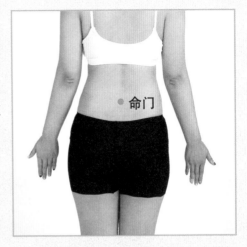

气 海 畅达气血、温补脾肾

定位： 位于下腹部，前正中线上，当脐中下 1.5 寸处。

艾灸： 点燃艾灸盒放于穴位上灸治，以局部皮肤有温热感至局部皮肤潮红透热为宜。

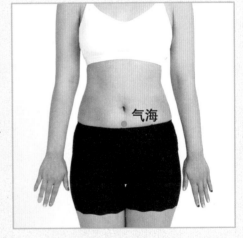

辅助治疗

养生茶

用料：淫羊藿，菟丝子，枸杞子。

做法：（1）淫羊藿 10 克，菟丝子 10 克，枸杞子 3 克；（2）煮沸 30 分钟后即可饮用；（3）每日 1 剂。

泡脚包

用料：肉苁蓉 5 克，杜仲 5 克，艾叶 10 克。

做法：煮 20~30 分钟，不兑凉水，可先用蒸汽熏蒸脚底和小腿（熏蒸时足浴盆底部置架子，脚放架子上，以免烫伤，盆面上可盖毛巾，保证蒸汽不外泄），待温度合适后取掉架子，泡脚 10~15 分钟，身体微微出汗即可。

女性不孕症

不孕症是指夫妇同居未避孕，经过较长时间未孕。临床上分为原发性不孕和继发性不孕两种。同居3年以上未受孕者，称原发性不孕。婚后曾有过妊娠，相距3年以上未受孕者，称继发性不孕。多由于流产、妇科疾病、压力大和减肥等引起。

穴 位

主要穴位：神阙、中极、足三里、曲骨。

神 阙 益气养宫、补中通络

定位：位于腹中部，脐中央位置。
艾灸：点燃艾灸盒放于穴位上灸治，以热力感深入皮肤至穴位皮肤潮红透热为宜。

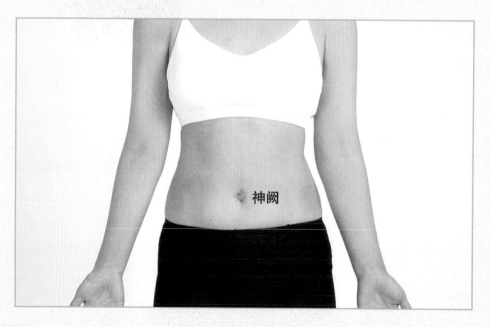

中 极 清热利肾、助气利湿

定位：位于下腹部，前正中线上，当脐中下 4 寸处。

艾灸：点燃艾灸盒放于穴位上灸治，以热力感深入皮肤至穴位皮肤潮红透热为宜。

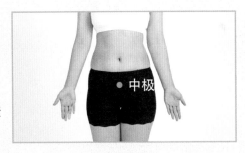

足三里 燥化脾湿、扶正培元

定位：位于小腿前外侧，当犊鼻下 3 寸，距胫骨前缘一横指（中指中节两端纹头之间的距离）处。

艾灸：用艾条回旋灸法，以局部皮肤有温热感至局部皮肤潮红透热为宜，对侧用同样方法灸疗。

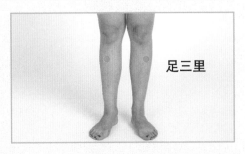

曲 骨 补肾调经、调理下焦

定位：位于下腹部，当前正中线上，耻骨联合上缘的中点处。

艾灸：点燃艾灸盒放于穴位上灸治，以热力感深入皮肤至穴位皮肤潮红透热为宜。

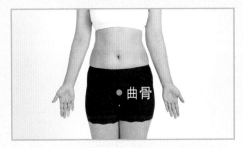

辅助治疗

养生茶

用料：桃仁、路路通、桂枝。

做法：（1）桃仁 3 克，路路通 10 克，桂枝 5 克；（2）煮沸 30 分钟后即可饮用；（3）每日 1 剂。

泡脚包

用料：香附 5 克，川芎 5 克，当归 5 克，艾叶 5 克。

做法：煮 20~30 分钟，不兑凉水，可先用蒸汽熏蒸脚底和小腿（熏蒸时足浴盆底部置架子，脚放架子上，以免烫伤，盆面上可盖毛巾，保证蒸汽不外泄），待温度合适后取掉架子，泡脚 10~15 分钟，身体微微出汗即可。

第十一章
四季灸养生保健方法

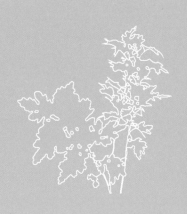

春季艾灸重通肝

　　春季最适合养肝，俗话说"春气通肝"，通过艾灸理疗疏通体内经脉循环畅通来起到护肝养肝的作用，日常饮食搭配芹菜、春韭，平日里再泡一杯蒲公英茶或菊花茶，会明显感受到机体环境的改善。

穴　位

　　主要穴位：肝俞、曲池、大敦。
　　辅助穴位：胆俞、蠡沟。

肝　俞　疏肝理气、通络散结

定位： 位于背部，于第九胸椎棘突下，旁开1.5寸附近。
艾灸： 点燃艾灸盒放于穴位上灸治，以热力感深入皮肤至穴位皮肤潮红透热为宜。

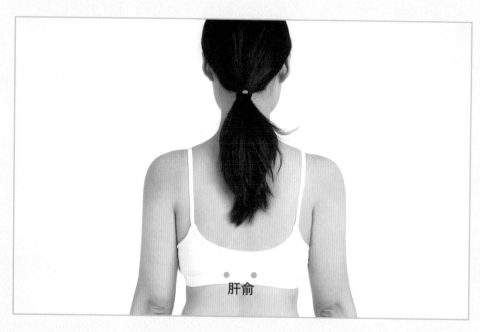

肝俞

曲 池 通络活血、清热利湿

定位： 位于肘部，肘横纹外侧端，屈肘，当尺泽与肱骨外上髁连线中点处。

艾灸： 用艾条温和灸法，以皮肤有温热感为宜，对侧用同样方法灸疗。

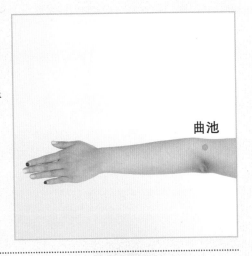

曲池

大 敦 活络散结、疏肝理气

定位： 位于足大趾末节外侧，距趾甲角 0.1 寸（指寸）处。

艾灸： 用艾条温和灸法，以局部皮肤有温热感至局部皮肤潮红透热为宜，对侧用同样方法灸疗。

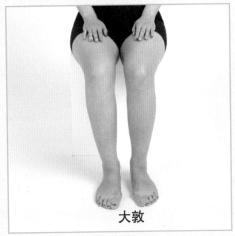

大敦

辅助治疗

养生茶

用料：升麻、葛根、白芍、绿茶、甘草。

做法：（1）升麻5克，葛根3克，白芍3克，绿茶3克，甘草3克；（2）煮沸30分钟后即可饮用；（3）每日1剂。

泡脚包

用料：艾叶10克，石菖蒲10克。

做法：煮20~30分钟，不兑凉水，可先用蒸汽熏蒸脚底和小腿（熏蒸时足浴盆底部置架子，脚放架子上，以免烫伤，盆面上可盖毛巾，保证蒸汽不外泄），待温度合适后取掉架子，泡脚10~15分钟，身体微微出汗即可。

夏季艾灸重养心

夏季是一年四季中阳气最为旺盛的季节，这个时候的养生方法应该根据季节的变化来进行。中医方面认为冬病应夏治，即夏天人体和外界阳气盛，用内服中药配合针灸等外治方法来治疗冬天好发的疾病。夏季气候以湿为特点，日常须注意清热消暑，因此防病保健要以提防湿邪入侵为主，养生要注重健脾除湿、补养肺肾。应该做到调养心神，在饮食方面，也应少吃一些温热的食物。

夏季最适合养心除寒，俗话说"夏气通心"，通过艾灸理疗祛寒除湿、培补元阳来起到清除老寒的作用。

穴 位

主要穴位：神门、心俞、大陵。
辅助穴位：巨阙。

神 门 补益心气、安定心神

定位：位于腕部，腕掌侧横纹尺侧端，尺侧腕屈肌腱的桡侧凹陷处。
艾灸：用艾条温和灸法，以局部皮肤有温热感至局部皮肤潮红透热为宜，对侧用同样方法灸疗。

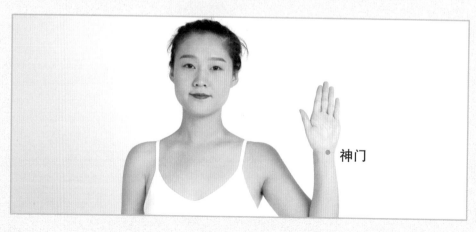

神门

心 俞 安神醒志、调理心气

定位：位于背部，当第五胸椎棘突下旁开 1.5 寸处。

艾灸：点燃艾灸盒放于穴位上灸治，以热力感深入皮肤至穴位皮肤潮红透热为宜。

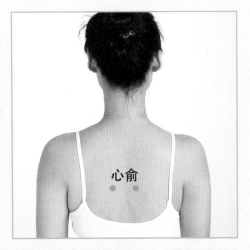

大 陵 和胃宽胸、清心宁神

定位：位于腕掌横纹的中点处，当掌长肌腱与桡侧腕屈肌腱之间处。

艾灸：用艾条温和灸法，以局部皮肤有温热感至局部皮肤潮红透热为宜，对侧用同样方法灸疗。

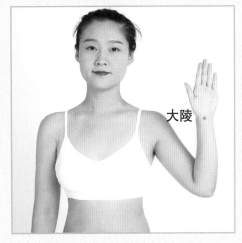

辅助治疗

养生茶

用料：竹叶、薄荷、绿茶。

做法：（1）竹叶 5 克，薄荷 5 克，绿茶 3 克；（2）煮沸 30 分钟即可饮用；（3）每日 1 剂。

泡脚包

用料：茯苓 5 克，木瓜 5 克，艾叶 10 克。

做法：煮 20~30 分钟，不兑凉水，可先用蒸汽熏蒸脚底和小腿（熏蒸时足浴盆底部置架子，脚放架子上，以免烫伤，盆面上可盖毛巾，保证蒸汽不外泄），待温度合适后取掉架子，泡脚 10~15 分钟，身体微微出汗即可。

秋季艾灸重养肺

　　秋季是人体阳消阴长的过渡时期，白昼温差较大，季节冷热交替性强，利于调节体内阴阳平衡，秋季须养阴，养阴关键在于防燥，采用艾灸对指定穴位灸疗可提升机体免疫力，起到防病保健的作用。

　　秋季最应当养肺，俗话说"秋气应肺"，从季节养生角度看，秋季最宜养肺。另外秋季主收，燥为秋季之主气，而肺为"娇脏"，不耐寒热，肺合皮毛，通过鼻与外界相通，故很容易被秋燥所伤。肺气的宣发有助于体内血液循环顺畅，日常通过艾灸疗穴可起到通脉养肺的作用。

穴 位

　　主要穴位：身柱、支沟、肺俞。
　　辅助穴位：中极。

身 柱 宁神理脉、宣肺清热

定位：位于背部，当后正中线上，第三胸椎棘突下凹陷处。
艾灸：点燃艾灸盒放于穴位上灸治，以热力感深入皮肤至穴位皮肤潮红透热为宜。

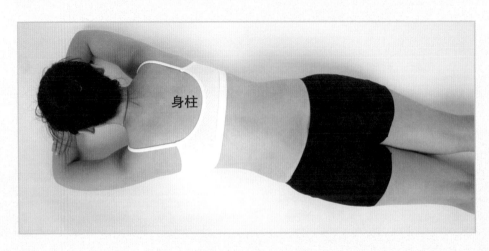

支 沟 通腑降逆、清理三焦

定位：位于前臂背侧，当阳池与肘尖的连线上，腕背横纹上3寸处。

艾灸：用艾条温和灸法，以局部皮肤有温热感至局部皮肤潮红透热为宜，对侧用同样方法灸疗。

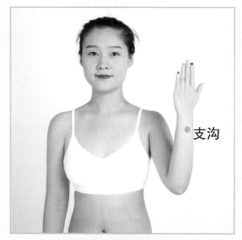

支沟

肺 俞 散发肺热、活血通络

定位：位于背部，于第三胸椎棘突下，旁开1.5寸处。

艾灸：点燃艾灸盒放于穴位上灸治，以热力感深入皮肤出现明显循经感传现象至穴位皮肤潮红透热为宜。

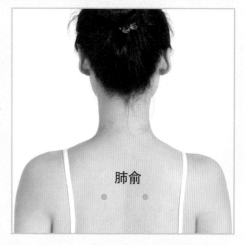

肺俞

辅助治疗

养生茶

　　用料：沙参、麦冬、桑叶。

　　做法：（1）沙参8克，麦冬6克，桑叶6克；（2）煮沸30分钟后即可饮用；（3）每日1剂。

泡脚包

　　用料：当归5克，桑枝5克，艾叶10克。

　　做法：煮20~30分钟，不兑凉水，可先用蒸汽熏蒸脚底和小腿（熏蒸时足浴盆底部置架子，脚放架子上，以免烫伤，盆面上可盖毛巾，保证蒸汽不外泄），待温度合适后取掉架子，泡脚10~15分钟，身体微微出汗即可。

冬季艾灸重通肾

冬季属水，是一年中阴气弥漫的时候，人与自然界均处在收敛封闭、潜藏休养的状态，因此也是人身体最适宜进补的时期，当温阳补气，祛风散寒。

冬季最应当养肾，俗话说"冬气通肾"，冬季三九天最适合养肾补肾，艾灸在温阳祛寒有独特的优势，肾为储存体内精气之所，通过调理肾气、舒经活络达到补充阳气、强健机体的疗效。

穴 位

主要穴位：曲骨、三阴交、太溪。

曲 骨 *调理下焦、补肾活络*

定位：位于下腹部，当前正中线上，耻骨联合上缘的中点处。

艾灸：点燃艾灸盒放于穴位上灸治，以局部皮肤有温热感至局部皮肤潮红透热为宜。

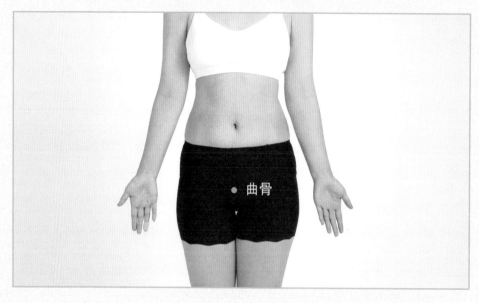
曲骨

三阴交 兼调肝肾、健脾利湿

定位：位于小腿内侧，当足内踝尖上3寸，胫骨内侧缘后方处。

艾灸：用艾条温和灸法，以出现明显循经感传现象为宜，对侧用同样方法灸疗。

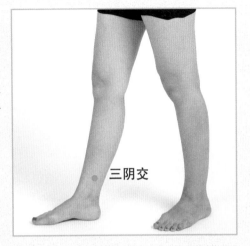

太 溪 滋阴益肾、壮阳强腰

定位：位于足内侧，内踝后方，当内踝尖与跟腱之间的凹陷处。

艾灸：用艾条悬灸法，以皮肤有温热红晕为宜，对侧用同样方法灸疗。

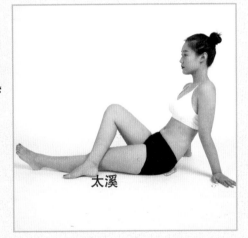

辅助治疗

养生茶

　　用料：白术、菟丝子。

　　做法：（1）白术10克，菟丝子10克；（2）煮沸30分钟后即可饮用；（3）每日1剂。

泡脚包

　　用料：川椒3克，生姜5~6片，艾叶10克。

　　做法：煮20~30分钟，不兑凉水，可先用蒸汽熏蒸脚底和小腿（熏蒸时足浴盆底部置架子，脚放架子上，以免烫伤，盆面上可盖毛巾，保证蒸汽不外泄），待温度合适后取掉架子，泡脚10~15分钟，身体微微出汗即可。